最新科学が教える

決めることに
疲れない

「決断疲れ」をなくす習慣

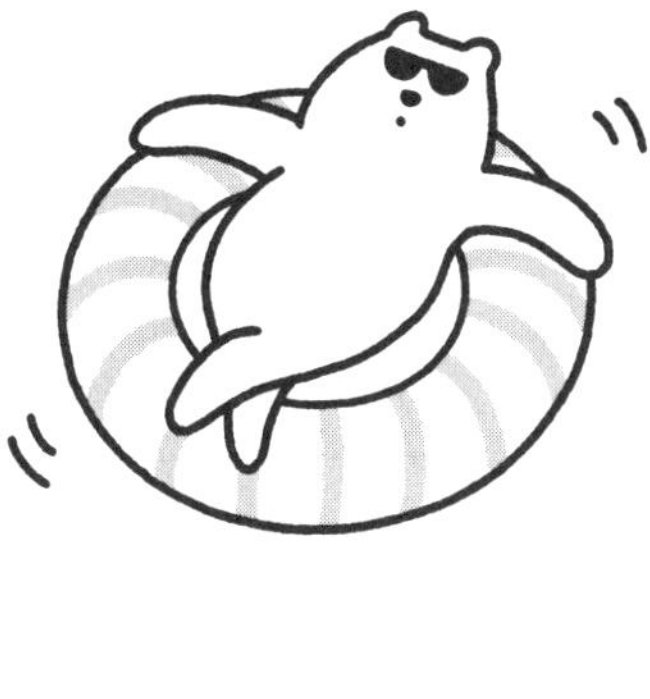

はじめに

「メニューが豊富で嬉しいんだけど、選べない……」
「考えたり選んだりすること自体がめんどくさくなってしまった……」
「旅行の計画を立てるのが楽しみから負担に……」
「なんだか毎日、よくわからないけど疲れている……」

そんなふうに感じたことはありませんか？

私たちの1日は朝起きた瞬間から夜寝るまで「選ぶこと」の連続です。朝の目覚めを良くするためにストレッチをするか二度寝をするか、朝ごはんに何を食べようか、何を着て出かけようか、メールの返信はどうしようか、何時に寝ようか、明日は何時に起きようか……。気づけば、**1日で約3万5000回も選択をしている**と言われています。そうやって1日中ずっと決断を繰り返しているうちに、私たちの脳はどんどん疲れてしまうのです。これが「決断疲れ」と呼ばれるもの。知らず知らずのうちに、心と体のエネルギーを消耗してしまっています。

現代の私たちの生活は、とにかく情報にあふれています。スマートフォンを開けば、ニュース、広告、SNSなどが次から次へと目に飛び込んできますよね。街に出ても、いたるところで情報にさらされます。そういった受け身な情報だけではなく、「もっと面白い情報があるかも」「もっと良い選択ができるかも」と思って自ら探して、**かえって疲労や不安が増えてしまう**ことも多いのではないでしょうか。そして、場合によっては、どれが本当に自分にとって良い選択なのか、わからなくなってドツボにハマってしまうことも。

実は、**私たちの脳は石器時代からほとんど進化していません**。文明の発達の速度は私たち人間が生物として進化する速度よりもはるかに早いため、心身の進化が追いつかないのです。昔の人たちは、限られた情報の中で生きていました。それに対して、今の私たちは無限に近い情報や選択肢を前に、いつも選択・決断を迫られています。その結果、脳はどんどん疲れ、気づけばやる気が出なかったり、ストレスを溜め込んでしまったりしています。ステルス性のストレスと呼ばれるものです。

先ほども述べたように、私たちは、小さな決断を、毎日数えきれないほど重ね

本書の感想をお寄せください

堀田秀吾（ほった・しゅうご）
明治大学法学部教授。言語学博士。
熊本県生まれ。シカゴ大学博士課程修了。ヨーク大学修士課程修了。言葉とコミュニケーションをテーマに、言語学、法学、社会心理学、脳科学などのさまざまな学問分野を融合した研究を展開。専門は司法におけるコミュニケーション分析。研究者でありながら、学びとエンターテイメントの融合をライフワークにしており、「明治一受けたい授業」にも選出される。また、芸能事務所スカイアイ・プロデュースで顧問を務めるなど、学問と実業の世界をつなぐための活動も続けている。プライベートでは空手、サーフィン、マラソン、近年はヒップホップやロックダンスにも挑戦中と、エネルギッシュな日々を送っている。主な著書に『最先端研究で導きだされた「考えすぎない」人の考え方』（サンクチュアリ出版）、『図解ストレス解消大全 科学的に不安・イライラを消すテクニック100個集めました』（SBクリエイティブ）など多数。

決《き》めることに疲《つか》れない
最新《さいしん》科《か》学《がく》が教《おし》える「決断疲《けつだんづか》れ」をなくす習慣《しゅうかん》

発　行　2025年4月15日

著　者　堀田秀吾《ほったしゅうご》

発行者　佐藤隆信
発行所　株式会社新潮社
〒162-8711　東京都新宿区矢来町71
電話　編集部　03-3266-5611
読者係　03-3266-5111
https://www.shinchosha.co.jp

編集協力　我妻弘崇
装　幀　新潮社装幀室
印刷所　株式会社三秀舎
製本所　加藤製本株式会社

ISBN978-4-10-356251-1 C0030

ています。たとえひとつひとつは些細なものでも、それらが積み重なれば、私たちの心はいつの間にか消耗してしまうのです。膨大な情報にさらされ、選択肢が無限に広がっているように感じる現代社会。決めること自体が負担になり、結局「もう考えたくない」と投げ出したくなることもあると思います。

この本では、まず**「決断疲れ」がどうして起きるのか**、そしてその影響が私たちの心と体にどのように作用しているのかをわかりやすく説明していきます。そして、**「決断疲れ」を和らげるためのシンプルな方法**もご紹介していきます。たとえば、ひとつひとつの決断をどうやって少しでもラクにするか、気持ちを切り替えるコツ、そして、自分が選んだことにどう向き合っていくかなど、日々の生活にすぐに取り入れられるアイデアが詰まっています。

そもそも、私たちが情報を追い、情報に頼ってしまうのは、なぜでしょうか。突き詰めていくと、ほとんどの場合、不安が原因となっていることがわかります。ですから、**不安にどう対処していくのか**ということが、決断疲れを解消するためには重要になってきます。もちろん、不安を完全に解消するのは難しいですし、不安をなくす必要も実はありません。不安と上手につきあう方法を知ることが大切なのです。日常の小さな不安や、なかなか消えない悩みの種にどう向き合えばいいのか。ちょっとした工夫で、心がずいぶん軽くなるでしょう。

この本が、毎日の生活に少しでも役立ち、あなたの心を軽くするヒントになれば嬉しいです。決断に疲れたとき、ふとした瞬間に開いていただければ心がふっと軽くなるような、そんな本としてみなさんにお届けできればと思っています。

決めることに疲れない

最新科学が教える「決断疲れ」をなくす習慣　目次

第1章　どうして〝決めること〟に疲れるのか

第2章 「決断疲れ」から解放される方法

パート① 決断の仕方を変えてみよう

装画　くにともゆかり

第1章

どうして〝決めること〟に疲れるのか

人は1日、約3万5000回の決断をしている

朝起きてから夜眠るまでに、私たちは、たくさんの決断をしています。

「今日はどんなネクタイをしていこうかな」
「お昼ご飯は何を食べようかな」
「今日の会議のプレゼンの流れ、ここは直した方がいいかな」
「トイレに行った後に、メールのチェックをしようかな」
「寝る前にお酒をちょっと飲もうかな、いや、やめようかな」

こうした選択を幾度となく行いながら、生きているのです。
英ケンブリッジ大学のサハキアンとカリフォルニア大学サンディエゴ校のラブゼッタの研究によると人は1日に約3万5000回の決断を行っているそうです。

この中には、

「いつもの通勤経路を使う」

「歯磨きをするときに○回口を濯ぐ」

といった無意識に行われる決断も多く含まれます。そうした〝習慣化された決断〟は決断全体の約95％を占めると言われています。

裏を返せば、約5％は意識的な決断をしているということになります。

約3万5000回の5％は、約1750回です。7時間ほど睡眠をとるとして、起きている時間は17時間。約1750回を1時間あたりにすると、時間平均にして約103回も、私たちはあれこれと決断を下しているということになります。

また、選択の研究で著名なコロンビア大学ビジネススクールのアイエンガーは、2000人以上のアメリカ人を対象にした自身の研究に基づいて、**人間は、1日に70回ほど「意識的な決断」をしている**と言っています。

気づかぬうちに疲れが蓄積する原因

「決断疲れ」という概念が世の中に登場したのは、1998年、ケースウエスタンリザーブ大学のボーマイスターらの論文だと言われています。人間の脳のリソースは限られているので、意思決定やセルフコントロールといった作業は、その後の課題における持続力やパフォーマンスに影響を与えることを実験で示しました。

スタンフォード大学経営大学院のレヴァヴは、**「身体を使い続けていると疲労するのと同じように、精神も疲れる」**と説明し、決断する際にその疲れは顕著になると述べています。

レヴァヴがイスラエルのネゲヴ・ベン＝グリオン大学のダンジガーらと行った研究を、ここで紹介しましょう。彼らはイスラエルの刑務所で1年間に下された1100件以上の仮釈放について分析しています。その結果、1つのパターンが判明しました。それは、仮釈放の可否を左右するのは、受刑者の人種や民族的背景、さらには犯罪の内容ではなく、「時間帯」だったというのです。

午前中の早い時間から審査された受刑者は、約65％が仮釈放を認められたのに対し、時間が経つにつれて、その確率が0％に近くなっていったといいます。しかし、裁判官の食事休憩のあとは再び65％に戻ったのです。

つまり、この結果は、決断のプロである裁判官でさえ時間と共に精神的に疲労し、判断力が低下することを示唆しています。
ボーマイスターらの研究になぞらえて考えるなら、脳のリソースは最初のほうの受刑者に対して使われ、どんどん考える力が低下し、後の受刑者になればなるほど「釈放しなくていい」という安易な決断を下すようになる——そんな結果を招いたというわけです。

「決断疲れ」は、私たちが想像している以上に、判断を狂わせてしまうことが、お分かりいただけたでしょう。こうしてみると「決断疲れ」とは、自分でも気づかぬうちに蓄積され、行動に反映されてしまう**「ステルス性のストレス」**とも言えます。この沼にハマってしまうと「めんどくさい」という気持ちでいっぱいになってしまい、何らかの行動を起こすことすら、困難になってしまうかもしれません。

選択肢は多ければ良いわけではない

レヴァヴはアイエンガーらと共に、こんな実験も行っています。
ドイツでは新車を購入する際、事前にカスタマイズするのが一般的だといいます。そこで実際に新車の購入を検討している750人を対象として、以下の数ある選択肢の中からそれぞれ必ず1つ選んでもらいました。

・56種類の内装色
・26種類の外装色
・25種類のエンジンとギアボックスの組み合わせ
・13種類のホイールリムとタイヤの組み合わせ
・10種類のハンドル
・6種類のバックミラー
・4種類の内装スタイル
・4種類の変速ノブ

実験では、被験者を次の2つのグループに分けました。

グループA：選択肢の多いものから順番に選ばせるグループ
グループB：選択肢の少ないものから順番に選ばせるグループ

グループＡは、次第に自分で選ぶことを諦めるようになり、早い段階で「もうデフォルト（標準設定）でいい」と伝える人が少なくなかったそうです。対して、選択肢の少ないものから決断させたグループＢは、途中で諦めることなく、自分で選択し続けたといいます。

一番最初に決めるのが、「56種類の内装色」をどれにするかと「４種類の変速ノブ」をどうするかでは、決断するのにかかる脳の労力はまるで違います。最初に、「たくさんの中から選ぶ」ことをした人たちは、脳が疲弊し、決断することを投げ出してしまった――。まさに、「決断疲れ」を示す好例と言えるでしょう。

この実験には続きがあります。選択する順番を変えた場合、被験者はどんな反応をするか調べてみたのです。

つまり、「56種類の内装色」→「26種類の外装色」→「25種類のエンジンとギアボックスの組み合わせ」と、選択肢が多い順に選び、すでに脳が疲弊している人がいたとします。

本来であれば、次は「13種類のホイールリムとタイヤの組み合わせ」を選んでもらうところですが、ここで、もっとも選択肢の少ない「４種類の変速ノブ」を提示する……といった変則的な措置をしてみたのです。

それでも、被験者は「もう何でもいいです」と投げ出し、すすめられるまま高いオプションをつけてしまうことが分かったといいます。**大量の選択肢を与えられて生じた疲れは、すぐには回復するものではない**ということでしょう。

この実験の結果、車を最も安く手に入れた人と、最も高く手に入れた人が支払った差額が、なんと1台あたり1500ユーロ（約24万円）もあったといいます。

このように「決断疲れ」によって決断力が低下したり、決断を放棄したりすることで、気づかぬうちに不利益を被っている可能性があるのです。

脳のワーキングメモリには限りがある

人間の脳の意思決定に関する仕組みはとても複雑で、多くの脳の部位が関与しています。とりわけ意思決定のプロセスには、「大脳基底核」と「前頭前野」が重要な役割を果たしています。

大脳基底核は、脳の中心部にある領域で、体の動きをコントロールしたり、学習したりするとき、何か嬉しいことがあったときの反応、そして物事を決めるときに関わっています。たとえば、私たちがある行動を選んだとき、その結果として得られた報酬や罰を処理して、**次の意思決定に活かす学習をする**といったようなことです。また、大脳基底核の中には「淡蒼球」と呼ばれる神経核があり、この**淡蒼球から「モチベーションよ、上がれ」といった信号が送られる**ことで、〝やる気〟は促進されます。

一方、前頭前野は、ちょうど額の裏側にある領域で、集中したり、計画を立てたり、判断したりするなど、高度な思考や認知機能を担っています。

作業や動作に必要な情報を一時的に記憶・処理する「ワーキングメモリ」も、前頭前野の働きの1つです。

人間のワーキングメモリには限界があり、ハーバード大学のミラーによる、人が一度に覚えられる数字や単語の数は、「7±2（5〜9個）しかない」という説もよく知られた話です。たくさんの選択肢を与えても、「ワーキングメモリ」の許容範囲を超えてしまえば、正しい決断ができなくなってしまうのです。

「決断疲れ」とは、私たちが何かを選択し決断するとき、こうした脳の領域が稼働しすぎる、あるいは正常に働かなくなることで誘発される現象なのです。

現代社会は情報が多すぎる

アメリカの心理学者スタンレー・ミルグラムは、現代は、情報が氾濫していて、人々は「過剰負荷環境」にあると語っています。これは、目に入るものや音や匂いといったあらゆる「情報」に囲まれている状況のことを指します。BBCニュースの記事によると、現代の私たちが1日に接するデータの量は、中世後期の平均的な人が約1万2775日かけて得る情報量、すなわち当時の一生をかけて接する量に匹敵するそうです。

ほかにも日本では「現代人が触れる情報量は、1日あたり、江戸時代の1年分、平安時代の一生分」とも言われているそうです。

現代人は日々膨大な情報にさらされるだけでなく、自らネットやスマホを見るなどして情報に触れています。それだけ情報量が増えれば、当然、脳を使う機会も増加し、情報を処理する能力も求められるようになります。

ミルグラムは、人が過剰負荷環境にいるときの行動の特徴を、次の4つにまとめています。

①短時間処理（他人に伝える情報を最小限に抑える）
例：人に道を聞かれたときなどに、必要最低限のコミュニケーションしか取らない
②情報の排除（重要でない情報を無視する）
例：道ですれ違う人など、見知らぬ人には関心を寄せない
③責任回避（問題が起きても、人のせいにしたり、他力本願になったりして、自分から動こうとしない）
例：問題があっても、検討資料が多すぎる際に、「異常があれば上司が気づくはず」と考え、自ら詳細にチェックしない
④他者の利用（問題が起こったときなど、自分ではなく他人を使って連絡を取る）
例：飲食店でオーダーを他人に任せ、自分の労力を使わない

あふれる情報の中から必要なものや都合の良いものだけを取り入れ、他は無視することで、私たちは過剰負荷環境をサバイブしているのです。すなわちそれは、できるだけ楽をしたい、消耗を抑えたいという人間の行動の根本原理です。約95%の決断を無意識下で行うと先にお伝えしましたが、過剰負荷環境だからこそ9割以上の決断を無意識のうちに行って、消耗を抑えているとも言えるのです。

「人に関心を覚えない」「何かをしたいと思わない」……こうしたアクションを続けていれば、好奇心の芽を摘んでしまうことになります。過剰負荷環境にいて無関心が当たり前になればなるほど、選ばなかった選択の中に眠っていた得難い物を見逃していた、より良い人生への第一歩を踏み出すチャンスをふいにしていた……。そんな可能性だってあるわけです。

私たちは、過剰負荷環境の中で生きているからこそ、意識下、無意識下に関係なく、星の数ほどある選択とスマートに向き合う手段を持つ必要があります。

不安が決断疲れを加速させる

決断疲れについて考える上で、もう1つ重要な要素が〝不安〟です。

たとえば、「転職をして給料を上げたい」と考えている人は、希望している会社の給料や福利厚生、残業時間などあらゆる情報を集めて検討を重ねるはずです。「夏休みに国内旅行に行きたい」と計画している人は、予算をはじめ、その場所にどんな美味しい食べ物や特別な体験があるかを調べ、数ある選択肢の中から決断すると思います。

しかし、情報を集めすぎて甲乙つけがたくなり、迷いが生じて、全てがめんどうくさくなってしまった……そんな経験はありませんか。

そもそも、どうしてたくさん情報を集めるのでしょうか？

根底にあるのが、不安です。〝ブラック企業には転職したくない〟〝旅行を完璧なものにしたい〟……。そうした「選択に失敗したくない」という不安を解消するために、あるいはリスクヘッジをするために、いつまでたっても情報を集めて、比較や検討を続けてしまう。考えすぎるのも、悩むのも、口コミに頼るのも、世間体が気になるのも、**ありとあらゆる行動は、不安を解消したいという気持ちからくるもの**です。不安から情報を集めたものの、かえって分からなくなり、また不安に陥る――そんな悪循環にハマってしまうのです。

石器時代から人類は不安がり症

しかし、人間は不安に対して細かく察知できる脳を持ったからこそ、生物界の頂点に君臨し、文明を発展させてきた歴史を持ちます。

英エジンバラ大学のゲイルらの研究によると、不安が強い人ほど、長生きする傾向があるそうです。健康に対する不安が行動の改善につながる可能性があるからだと研究チームは述べています。

人間の心の仕組みや行動を進化の過程という視点から理解しようとする進化心理学では、人間の心のメカニズムは石器時代から変わっていないと考えます。生物の進化は、気の遠くなるような長い時間をかけて起こるものです。人類の祖先であるアウストラロピテクスは200万年もの間ほぼ変化がなかったといいます。我々、ホモサピエンスの歴史は20〜30万年。人類の進化の長い歴史から考えると、文明の発達の歴史なんてここ数千年の話で、つい最近始まったようなものです。この急激な環境の変化に、進化は追いついていないのです。すなわち、私たち人間は、狩猟をしていた時代の心と体のままとも言えます。

石器時代の人間は、現代と比べて、多くの危険にさらされ簡単に命を落としかねない時代を生きていました。ですから、命を守るためには、日常のわずかな変化や違和感にも気づき、注目し、危険かどうかを見極めたり、起こりうる脅威を予測したりする必要がありました。現代人の心のメカニズムはほぼ昔のままですから、**「不安になりやすい」ことは、DNAに刻まれた先人たちの〝遺訓〟**でもあります。

ネガティブに注目するのは人間の本質

　また、人間は基本的にネガティブな情報に目が行ってしまう生き物でもあります。こうした傾向を、「ネガティビティ・バイアス」と呼びます。

　先に説明したように、危険や脅威といった否定的なことに目を向け、対処方法を準備しておくことが生存競争上では有利です。そのため、人類はどうしてもネガティブなものに目を向けてきました。火を見たとき、まず人類は不安や恐怖を覚えたといいます。後に、それが暗闇を照らし、食べ物に変化を与える存在だと分かり、ポジティブな側面を見出していくようになりました。

　人は本能的に不安を感じることから、決断を躊躇したり、情報を大量に集めたりしてしまうのです。

人は自分に対して言い訳をする

　情報を集めすぎることで生じる副作用には**「認知的不協和」**というものもあります。認知的不協和とは、人間が矛盾する認知を同時に抱えた状態や、そのときに覚える不快感を表す社会心理学用語です。「認知的不協和」が起きると人は、**自身の矛盾する認知を正当化して、自分の心を守ろう**とします。自分の心の中にあるモヤモヤを解消するため、無意識に自分に都合の良い理由をつけて心を落ち着かせようとするのです。たとえば、「ダイエットをやる」と決めたにもかかわらず、成果が出ないとき、「急に無理して痩せるのもよくないよね」「今日はストレスが溜まってたし、たまには甘いものも必要だよね」などと自らを納得させて認知的不協和を解消するのです。つまり、人間は言い訳をする生き物なのです。

ストレスは本当に「病」の引き金になる

決断に追われて疲弊してしまうとストレスが溜まります。「ストレスは体に悪い」ということは、今さら説明するまでもないと思います。しかし、実際にどれくらい悪影響を及ぼすものなのか、きちんと認識している人は少ないかもしれません。

北海道大学の村上らは、ストレスの恐ろしさを示す重要な実験を行っています。この研究では、マウスを睡眠不足にさせたり、床敷を濡らしたりと慢性的なストレスを与えて、脳や脊髄などに硬化が起きる多発性硬化症という病気とストレスの関係を調べました。端的にいえば、ストレスによって胃腸の病気や突然死は引き起こされるのかを検証したのです。
マウスは、次の3つのタイプに分けました。

①ストレスを与えただけのマウス
②ストレスを与えず、血液に多発性硬化症の免疫細胞を注入したマウス
③ストレスを与え、血液に多発性硬化症の免疫細胞を注入したマウス

その結果、①と②のマウスには特に変化はなかったのに対して、③のマウスは7割が1週間ほどで突然死したといいます。このことから、炎症を引き起こす病原性の免疫細胞が血中にある場合、ストレスが引き金となって胃腸の病気を招くことを突き止めたのです。

私たちが考えている以上に、ストレス過剰な状態は、深刻な病気につながってしまう可能性があるんですね。

マルチタスクという落とし穴

私たちを決断疲れに追いやる要素は他にもあります。それが「マルチタスク」

です。

テクノロジーの進化はマルチタスクを容易にしました。電話をしながら、パソコンで資料を作成する。料理を作りながら、LINEで連絡を取り合う……。

複数のことを同時にこなすわけですから、一見すると生産性が上がっているように思えます。しかし、実際には注意の散漫化によって、作業効率が低下することを示す研究もあります。

マルチタスクを行うと、脳のリソースは分散されます。たとえば、電話だけをしているなら、脳のリソースは「話す」「聞く」「(話を)理解する」といったことのみに注がれますが、それに加えて資料を作成するとなると、「文章を考える」などリソースを割くことが増えてしまいます。そのため、注意の散漫化や疲労感といった副作用が生じてしまうわけです。

マルチタスクが認知コントロールにどのような影響を与えるかについては、スタンフォード大学のワグナーらの調査が参考になります。認知コントロールとは、注意をあるものに集中させたり、不要な情報を無視したりする力のことです。

実験ではマルチタスクに慣れた大学生を対象に、注意力や作業記憶に関する課題を行わせ、シングルタスクのケースとマルチタスクのケース、双方を比較しました。その際の被験者の脳の活動を調べたのです。

結果、マルチタスクのケースでは、シングルタスクに比べて、作業中に認知コントロールを行うための脳の活動が低下していることが示されました。つまり、複数のことを同時に行えば、それだけ脳の活動が低下するわけですから、決断の質も下がってしまうということです。

また、マルチタスクの方が、作業中に不必要な情報に注意を払う傾向があることも明らかになったといいます。

スタンフォード大学のオフィールらによると、私たちが「2つのタスクを同時に行っている」とき、実際には、脳が猛スピードでタスクを連続的に切り替えているそうです。

つまり、マルチタスクで2つの行為を行っていると思っているそのとき、**脳は1つの行為を一度停止し、情報を再編成し、もう一方のタスクや思考のために回路を切り替えることを余儀なくされている**だけ。結局は時間がかかり、疲れてしまうのです。

もちろん、マルチタスクが得意な人もいます。ただ、人には得手不得手がありま す。苦手な人が無理をしてマルチタスクをすると、その分、決断の質は低下し、「決断疲れ」も起こりやすくなります。効率性を求める気持ちは分かりますが、何よりも大切なのは脳を疲弊させないための工夫です。無理をしてマルチタスクをするのは悪手なのです。

「決断疲れ」を放っておくと

「決断疲れ」がさらに決断の質を低下させていく――。こうした悪循環を、カナダ・トロント大学のインズリヒトとテキサスA&M大学のシュマイケルは、「自己コントロールの力を使いすぎて、その後一時的に弱くなる現象」とし、**「エゴ消費」**と呼んでいます。

たとえば、仕事で完成度の高い資料を作るつもりだったAさんがいるとしましょう。だんだん疲弊していくことで「ある程度の完成度の資料でいい」と妥協するような選択をして、「今週は忙しいから仕方がない」などと言い訳をすることで自らを誤魔化すようになります。この過程は「認知的不協和」で説明した通りです。心理的負担をより感じるようになり、うまくできていたはずのスケジュール調整にも狂いが生じ、「休日に一気に進めれば大丈夫」などと思うようになります。当初の意思とは異なる、急場しのぎの意思を優先するようになっているのです。こうした行動は、結果的に「エゴ消費」をしてしまっているというわけです。

す。

インズリヒトとシュマイケルは、このように、人は**徐々に自分をコントロールできなくなってくると、行動の動機付けを変化させたり、計画的な選択が難しくなったりする**と述べています。

意思力は、使い続けると消耗していく――。その結果、決断の質が低下したり、そもそも決断することができなくなっていく。

それでは、決断疲れをしにくくするには、どうしたらいいのでしょうか。

第2章で詳しく見ていきましょう。

第2章

「決断疲れ」から解放される方法

パート①　決断の仕方を変えてみよう

決断疲れを軽減させるために、まず、これまでの決断の仕方を見直してみましょう。パート①では、ストレスを感じずに決断をするためのノウハウをご紹介します。

あえて短時間で決める

まず、自分にとって正しい判断をするために、すぐに取り入れられる方法をご紹介しましょう。まずは〝**決めるまでに時間をかけない**〟ということです。

オランダ・アムステルダム大学のダイクスターハウスらは、考えすぎないことが大事だということを示す、次のような実験を行っています。

実験では、被験者に４台のタイプの異なる中古車について説明を行います。４台のうち１台だけは明らかにお買い得だとわかる車を混ぜました。

被験者を次の２つのグループに分けます。

グループＡ：考える時間をたっぷり与える

グループＢ：パズルをさせることで、意図的に考える時間を与えない

まず双方のグループに、難しい説明をせずに選んでもらったところ、グループ

間でお買い得の車を選ぶ割合に、差はありませんでした。

次に、燃費やトランクのサイズといった細かい部分も含めて複雑な説明をし、再度選んでくださいと指示をしました。

すると、グループAは、お買い得の中古車を選んだ人が25％以下に減ってしまったというのです。4台の中から当てずっぽうに選ぶことと変わらない確率にまで下がってしまったわけです。

一方、**グループBは、複雑な情報が増えても60％の人がお買い得車を選ぶことができた**といいます。あえて関係のないパズルをさせて、あれこれと考える時間を意図的に奪ったことで、「彼らは不要な情報を捨てて、重要な情報にだけ集中して選択することができた」とダイクスターハウスらは分析しています。


この実験から、たくさんの情報と時間を与えられると、かえって人は間違った決断をしてしまうということが分かると思います。何かに迷っているとき、どうしても「もう少し考えてから……」と決断を保留しがちです。ですが、次項で説明するような〝外せないポイント〟だけは押さえてあえて短時間で決める、と意識してみましょう。

選択肢を「見える化」する

「選択のパラドックス」という言葉をご存じでしょうか？

選択肢がないことは不幸だから、選択肢が増えることは歓迎すべきこと。しかし、増えすぎると再び不幸になってしまう――。**選択肢が多すぎると、人はかえって二の足を踏み、何もしない**（できない）という選択をしてしまうといいます。

コロンビア大学ビジネススクールのシーナ・アイエンガーは、ベストセラーになった、“The Art of Choosing”（邦題『選択の科学』）の中で次の事例を紹介しています。

スーパーでジャムを販売する際、試食の数が６種類と24種類とでは、売り上げはどう変わるのか？という実験を行いました。６種類のジャムを用意すると、試食に立ち寄ったのはお客の40％、24種類では60％でした。それにもかかわらず、実際にジャムを買ったのは、６種類のときの方が多かったのです。

こうした傾向を、「決定回避の法則」と「現状維持の法則」と言います。「決定回避の法則」は、選択肢が多すぎると、かえって選べなくなること、「現状維持の法則」は、その結果、馴染みのあるものを選んでしまうことです。

ジャムの選択肢が多すぎて選べなくなるのは「決定回避の法則」によるもので、その結果、「面倒だから馴染みのある6種類から選ぶ」という現状維持を選択してしまうのです。

選択肢が多いから疲れる……。ということは、**選択肢を絞ればいい**のです。


たとえば、あなたが引っ越しを検討している場合。

自分が新しい住居に求める中で特に重要なものを「〇」、求めていないけどあったらうれしいものを「△」、特に必要としていないものを「×」という具合に、要素を書き出してランク付けしてみましょう。

エントランスがオートロック	×
2階以上	〇
スーパーやコンビニが近い	△
トイレ・バスが別々	△
最寄り駅に急行が止まる	×

最寄り駅まで徒歩10分圏内　△
近隣住民のゴミ出しがきれい　○
街に飲食店が多い　○

このように書き出すことで、考慮すべき選択肢が減り、脳への負担が少なくなります。

東京から長野に移住した私の友人は、移住先を選ぶ際に心がけたのは「青い鳥を探さないこと」だと話していました。

「寒いところは嫌だ」「それなりに都会的な場所がいい」などの条件をあれもこれもと追うと、「いつまで経っても決められない」と教えてくれました。移住の一番の目的だった「子どもの教育環境」に的を絞ることで、ベストな判断ができたそうです。理想を追いかければ追いかけるほど、現実とのギャップは開き、決断できなくなるのです。

あらかじめ自分の中で満足できるラインを見出せるように、悩んでいる事柄について、自分が求めているものを可視化し、選択肢を減らしてみる。たったこれだけで、自分が下した決断に自信を持てるようになります。自分の欲を「見える化」した上で決断しているのですから、安心感も伴います。

決断を3つのランクに分ける

日々決断しないといけない物事には、ざっくり、

「自分にとって重要なもの」

「重要ではないもの」

「どちらでもない中間のもの」

の3つがあるはずです。これを整理しておくことも、決断の質を低下させないテクニックとなります。


自分が直面する物事そのものに、「松」「竹」「梅」と**ランク付けすることで、決断との向き合い方を変えてしまえばいい**のです。「決断疲れ」は、「竹」や「梅」の物事に対してもあれこれと考えてしまうから蓄積していきます。だからこそ、さほど重要視しない決断を、自分の中で把握しておくことが大事です。たとえば、こんな風に。

・その日着る服は梅

・朝食のメニューは竹
・誰と夕食を食べるかは松

アップルの創業者のひとりであるスティーブ・ジョブスはISSEY MIYAKEの黒タートルネック、Levi's 501のジーンズ、New Balance M991やM992のスニーカーを日常の服装として決めていました。

これは、「今日何を着るか」という選択に時間をかけることを避け、他の重要な決定に集中するためだったと言われています。自分にとって、本当に大切な選択以外に対しては、そもそも注意を向けないという方法もあるのです。

ルールに沿って決断する

自分の中でそこまで重要視していない選択について、あらかじめルールを決めてしまうという考え方は、とても有効です。

私の場合、食べることは好きでも、人生の豊かさに直結するような重要な要素とまではなりません。ですが、初めて入ったお店だとやっぱりどのメニューにしようか迷うし、できれば美味しいものに出会いたいと思ってしまいます。

そのため迷ったときは「シェフのおすすめ」か、その店の「看板メニュー」しか頼まないと決めています。

つまらない奴だなと思われるかもしれませんが、これならめったにハズレがありませんよね。食べている最中に「失敗したな」などと自分の決断にガッカリしないためのリスクヘッジとして、定番・オーソドックスなものをチョイスするようにしているのです。

自己決定をすることが幸福度を高めるという研究もあります（81頁参照）。

こうした**ルールに沿った決断は、自分のポリシーに基づいた決断**であり、失敗したとしても、後悔がほとんどありません。「決め方のルール」をあらかじめ決めておく。ぜひ試してみてください。

行動をパターン化してストレス回避

決め方のルールを作るのに、おすすめしたいのが、「イフ・ゼン・プランニング」と呼ばれるセルフコントロール術です。

これは、**「もし（if）〇〇が起きたら、そのときは（then）××する」**と、台本をあらかじめ用意しておくというものです。前頭前皮質に機能障害をきたしている患者にも有効と言われ、認知脳科学の分野でも応用されています。

「もしラーメン店に入ったら（if）」→「食券機の一番左上が人気メニューだから、左上の商品を選ぶ（then）」

「もしAとBの洋服で迷ったら（if）」→「ウエストに余裕がある方を選ぶ（then）」

「もし睡魔に襲われたら（if）」→「その時点で、15分間目をつむって休む（then）」

これが「イフ・ゼン・プランニング」です。

ドイツ・コンスタンツ大学のアヒトジガーらは、「イフ・ゼン・プランニング」を使った実験を行っています。学生を対象に、「もし私が選んだ○○（高カロリーな食べもの）を食べたくなったら、そのことを忘れる！」と、3回唱えさせ、1週間後に、どれくらいそれを食べたかを調べたのです。

その結果、「イフ・ゼン・プランニング」を実践した学生は、実践していない学生に比べ、食べた量が半分近くまで減っていたといいます。

「絶対にそうする」というパターンを決めてしまえば、脳や体はスムーズにアクションしやすくなります。仕事の場合でも、「もし○○をやるときは、必ずここを注意して、終わったあともチェックする」というように行動を決めておくと、よく起こりがちなミスやストレスを回避しやすくなったりします。あらかじめ台本を作っているわけですから、仮にその決断に納得がいかなくても割り切りやすくもなるというわけです。

尊敬する人を真似してみる

判断に迷う、どっちつかずで立ち往生してしまう……。そうしたときは、目標を実現している人や尊敬している人の行動を「コピー」するのも一つの手です。尊敬する人が選ぶだろう選択を真似するのです。

ペンシルバニア大学のメーアらは、１０００人以上を対象に運動習慣と目標達成に関する調査を行いました。

①運動をするための新しいアイデアを学ぶ準備をするよう指示され、でも具体的なアイデアは与えられなかったグループ
②運動を促すための特別な指示は受けず、ただ一般的な運動に関する情報だけを与えられたグループ
③運動習慣をつけることに成功している身近な人の目標設定と達成の方法をそのまま真似したグループ

3つのグループのうち、③のグループの被験者は運動習慣が身に付き、目標を達成しやすくなる傾向が見られたといいます。

この調査は運動習慣に限定したものですが、私自身、強く共感できるところがあります。実は、アメリカの大学院時代に、目標であり、あこがれであった優等生の先輩に、食事の時間から図書館に出入りする時間まで合わせたことがありました。つまり、先輩のスケジュールをコピーし、ともに行動することを心がけたのです。

それだけではなく、何か判断で迷うようなことがあっても、「先輩だったらどうするだろうか?」と想像し、「よし、先輩ならきっとこうするはずだ」と選択していった結果、どうしようもないほどの私のなまけグセはなくなり、勉強に打ち込めるようになりました。そのおかげで同学年の留学生では最年少だった私が、最速で博士号を取得できました。目標でありあこがれである人をコピーしたから、今があるんですね。

また、コーネル大学のアナリティスらの研究によると、1万4000人を対象にした調査結果で、**「好きな人の選択を真似する場合」と「多くの人がした選択を真似する場合」では、「好きな人の選択を真似する場合」のほうが、パフォーマンスがよい**ということが明らかになっています（ただし、経験が少ないことに関しては、「多くの人がした選択を真似する場合」でもよい結果が得られることもわかりました）。

迷いが生じたときは、自分が「かっこいい」とか「すごい」と思えるような人を真似てみるという視点を持ってください。あこがれている人の選択だと思えば、もし間違った判断だったとしても、自分に折り合いをつけやすいとも思います。

小さな目標を設定する

人は嫌いなことからは目を背け、決断を先延ばしにしがちです。ですが、先延ばしにすればするほど決断するのが憂鬱になっていきますね。

実は物事の**好き嫌いや苦手意識は突き詰めると、自分がつくり出したバイアスにすぎない**ことがほとんどです。

たとえば、AさんがBさんにダイエット方法について提案する、次の会話を参考にして考えてみましょう。

A「定期的にジムに行ったりしたらいいんじゃない？」

B「効果がありそうだよね。でも、もっとコスパよく、痩せたいんだ」

A「ジョギングは？　場所も選ばないし、自分のペースでできるよ」

B「走るのは苦手で、あんまりモチベーションが上がらないんだよね」

Bさんはやらない理由を探す天才。このように自分のこだわり、好き嫌いや苦手意識によって決断をしてしまう（あるいはしない）人は一定数いるはずです。

マサチューセッツ工科大学経営大学院のアリエリーは、被験者が本来、モチベーションを保てるはずの仕事に対して、あえて意図的にやる気を失わせる実験を行っています。

ゼウスの怒りにふれ、死後、地獄に落とされて大石を山頂まで押し上げる罰を受けたものの、その大石は必ず転げ落ちる……ギリシャ神話のシジフォス王の物語りになぞらえて「シジフォス実験」と銘打たれたこの実験。レゴが大好きな被験者を集め、彼らにロボットをつくるように指示します。そして、完成したものを被験者の目の前で解体してしまうのです。

実験の結果分かったことは、人々にやる気を失わせるには、「頑張ってつくったレゴを目の前で解体する」というように、その人の仕事の成果を無視して、徒労感を与えればいいということでした。たとえ自分が大好きでこだわりがある仕事だったとしても、誰にも相手にされることがなく、**徒労感を覚えてしまえば、人はやる気を失ってしまう**のです。

一方、やる気を出させるには、「とてもがんばってつくっていたね」「見事な作品なので、またつくってほしい」など、その人の仕事を認め、労いの言葉をかけてあげればいいということでした。

先の会話でいえば、ジョギングが苦手な人も、第三者から「最近痩せた？」とか「顔がすっきりしている」などと言われれば、その気になって自分の選んだ決断に対してポジティブになれるのです。つまり、**手ごたえをどうやって作り出すかが大事**であって、自分のこだわりで選択するという行為自体は、さほど重要なことではないのです。

では、具体的にどのようにして手ごたえを作り出し、やる気を引き出せばよいのでしょうか？

大きな目標に向かっていきなり進もうとすると、なかなか成果が見えにくいので、徒労感に押しつぶされてしまうことが多いです。そのため、「1週間で3回ジョギングする」「今日は10分だけ走る」など、**小さく達成しやすい目標を設定**しましょう。スタンフォード大学のバンデューラによれば、小さな成功体験の積み重ねが自己効力感を高める、つまり、達成できたという感覚が手ごたえとなり、徐々に次の挑戦へのモチベーションを高めてくれるのです。

「今日は何キロ走ったか」「どれくらいのカロリーを消費したか」など、進捗を記録し、**目に見える形で確認**できるようにもしましょう。そして、その進捗を友人などに報告すると、何もしない場合に比べ、１・８倍の達成率になることがドミニカン大学のマシューズの研究で示されています。たとえば、ジョギングアプリを使って走った距離をグラフ化したり、カレンダーに運動した日をマークしたりすると、自分が積み重ねた成果が見え、やる気を維持しやすくなります。

また、カナダ・西オンタリオ大学のバーキーらの研究でも、個人でやるよりも集団でやるほうが運動習慣が長続きするということがわかっています。**同じ目標を持つ仲間と活動する**ことで、互いに励まし合い、成果を共有することも効果的でしょう。一人では続かないけれど、誰かと一緒なら頑張れるものです。

先延ばしグセを改善する3つの法則

決断ができないとき、「めんどくさい」「やりたくない」と先延ばしにしてしまうことが往々にしてあります。でも大丈夫です。先延ばしグセを解決する方法もあります。

スウェーデンのストックホルム大学のローゼンタールとカールブリングは研究の結果、先延ばしグセの改善策を次のようにまとめています。

①すぐに得られる喜びや報酬がある
②他の行動の選択肢を減らす
③失敗への不安を取り除く

たとえば、「明日中に課題を終わらせないといけない」という場合を考えてみましょう。頭の中では、昼すぎから課題に取り掛かるつもりだったのに、昼ご飯を食べたらめんどうくさくなり、ダラダラと他のことをしてしまった――、似たようなケースは、みなさんも思い当たるのではないでしょうか？
こうしたとき、①②③を取り入れてみようというのが、彼らの解決案です。

たとえば、

①「すぐに得られる喜びや報酬がある」
→「課題を完成させたご褒美として、ケーキを食べる」などと報酬を設定することで、先延ばしを防ぐ方法

②「他の行動の選択肢を減らす」
→課題に取り掛かる状況のみをつくり出すために、スマホの電源を切ったり、ワーキングスペースに移動したりするなどして、課題に向き合わざるを得ない環境を整えて行動する方法

③「失敗への不安を取り除く」
→「課題を無事に終わらせられるか不安なら、仲間にアドバイスを仰ぐ」など、事前に不安を緩和する手段を考えてみるといった方法

ローゼンタールとカールブリングは、このような手段で先延ばしグセを改善す

ることができるとうたっています。

とはいえ、「わかってはいるけど、なかなか実践できない……」というのが人の常。でも、大丈夫です。先延ばしを防ぐ方法は、完璧にやらなければ意味がないわけではありません。ちょっとずつ、できる範囲で試してみるだけでも、効果はあります。

たとえば、ご褒美の設定がピンとこない場合は、ご褒美をもっと魅力的なものに変えるといいでしょう。「課題を終えたら好きな動画を1本だけ見る」といったように、自分が本当に嬉しいと感じる報酬を考えてみましょう。

また、不安を減らすことが難しいと感じるなら、「完璧じゃなくてもいい」「とにかく手を動かしてみる」と意識することも大切です。肝心なのは、「少しずつでも進めてみること」です。

先延ばしを完全になくすのは、誰にとっても簡単なことではありません。でも、「昨日よりほんの少しでも取り組めた」なら、それは大きな前進です。

ぜひ、自分に合った方法を探しながら、一歩ずつ進めてみてくださいね。

体を動かすと、やる気はついてくる

先延ばししないためには〝やる気〟も重要です。第1章でご紹介した通り、脳の神経核・淡蒼球が働くとやる気が出ます。脳科学の研究で著名な東京大学の池谷裕二教授によれば、淡蒼球を動かすには、

①体を動かす
②いつもと違うことをする
③ご褒美を与える
④なりきる

この４つのアクションが重要だといいます。勉強を一例に考えてみましょう。

①「体を動かす」

自分の意思に関係なく、まずは教科書を開いたり、ノートに書いたりしてみることです。

脳には一度その行動を始めると、のめり込んでしまうという性質があります。その正体こそ大脳基底核の中にある「淡蒼球」なのです。そのために5〜6秒、まずは動いて、淡蒼球を刺激することが大切なのです。そうすれば「決断しよう」「やろう」といった気持ちになってきます。

②「いつもと違うことをする」
自宅ではなく図書館やカフェに移動してみたり、音楽を聴きながら勉強してみたり、いつもとは違う順番で勉強してみたりするということです。

③「ご褒美を与える」
「先延ばしグセを改善する3つの法則」でご紹介した通り、「勉強が終わったら、動画コンテンツを見る」「テストが終わったら友人と買い物に出かける」などご褒美や特典を設定してみることです。

④「なりきる」

「今日の自分はスペシャルモードだ。いつもより集中力も持続する！」と思い込むといったことです。

先のローゼンタールとカールブリングによる「先延ばしグセの改善策」と通ずるところがあることに気が付くはずです。まとめると、「やる気」を起こさせるには「体から脳に情報を送り、淡蒼球を反応させる」、これに尽きます。**決断できずに立ち止まってしまうのは、「動いていない」からなのです。**ほんの少しでも動いてみると、物事は変わり始めるでしょう。

「直観」的思考力を育てる

何かを決断するとき、「直感で」と口にする人がいます。道に迷ってしまったときですら、「直感で右」と選ぶ人もいるくらいですから、「直感」を信用している人は一定数います。

実は、「チョッカン」には2種類あります。1つは、いわゆるインスピレーション（inspiration）と呼ばれるもの（直感）です。もう1つが「直観」。英語で言うと「インテュイション（intuition）」です。

インスピレーションの「直感」は誰にでも起こり得るもので、突然降ってわいてくるものです。それに対して**「直観」は、さまざまな経験や知識を含め、自分の中で培われたものを土台に瞬間的に判断する能力**です。熟練職人の「勘」みたいなものですね。

分かりやすい例が、将棋の棋士です。彼らは「ここがベスト」だと判断して一手をさします。最善の決断（直観）はそれまでの経験があるからできること。素

新刊案内

2025

4月に出る本

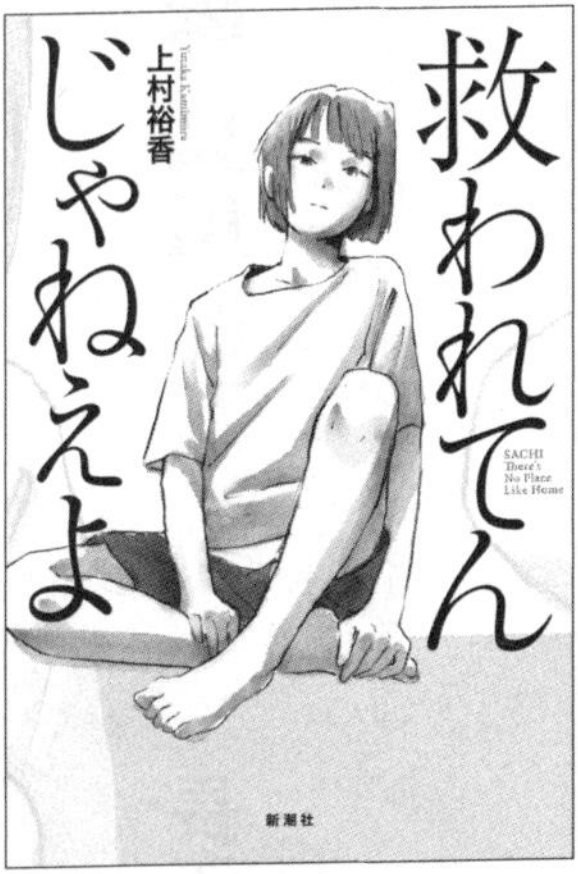

Ⓢ 新潮社

https://www.shinchosha.co.jp

モンゴル人の物語　第一巻
チンギス・カン

世界史最大の「奇跡」は、一人の男の野望から始まった。
作家が十代から魅了されてきた未曾有の帝国の物語を、最新研究をもとに紡ぐ。

百田尚樹
336417-7
4月24日発売
●2420円

出版禁止　女優　真里亜

主演すべてが不可解な死を遂げた「呪われたシナリオ」。
三度復活した企画に挑んだ新進女優の行く末とは？　今度の謎はシリーズ最凶！

長江俊和
336175-6
4月16日発売
●1980円

君が眠りにつくまえに

超人気の競走馬が逆転優勝した夜、人生を諦めた3人の運命が変わる⁉
な偶然が大きな感動につながる、予測不能の人間ドラマ。

水沢秋生
331773-9
4月24日発売
●1980円

きみがその街を教えてくれた……
魂を深く揺さぶる村上春樹の世界

街とその不確かな壁（上・下）

村上春樹

100178-4,79-1

村上春樹の秘密の場所へ――〈古い夢〉が図書館でひもとかれ、封印された〝物語〟が動き出す。魂を深く静かに揺さぶる村上文学の迷宮。

●上・990円／下・935円

敵国から脱出したスパイの〝謎〟
痺れる、興奮する、息を忘れる

怪物

*「ヤクザ・チルドレン」改題

食事や睡眠より覚醒剤
暴力団家庭の戦慄の日常

ヤクザの子

石井光太

132542-2

暴力団の家族として生まれ育った子どもたちは、社会の中でどう生きているのか。ヤクザの子どもたちが証言する、辛く哀しい半生。

●781円

CWA最優秀長篇賞最終ノミネート作品！

罪の水際

ウィリアム・ショー　玉木 亨［訳］

240841-4

夫婦惨殺事件の現場に残された血のメッセージ。かつて海に消えた男の事件と関わりがあるのか……？　英国ミステリーの到達点！

●1210円

人では真似することができません。

理化学研究所のワンらが行った実験によると、将棋のプロ棋士とトップクラスのアマチュア棋士では、盤面を見た瞬間に、状況を把握する脳の「楔前部」と呼ばれる部分の活動の強さに違いがあると明らかになっています。アマチュアに比べプロの脳の活動の強さは３倍に達していたといいます。

こうした直観は、冷静な状況分析や論理的思考の上に成り立つもので、鍛えることが可能だと研究で明らかになっています。プロ棋士の脳の活動がアマチュアのそれより強いのも、長期間訓練した熟練度の差だと言われています。

日ごろから、取捨選択や判断をする際に、自らの経験値がどのような結果をもたらしたのかを把握することで、直観力は磨かれていきます。

たとえば、気になるお店があったとして、「この店は当たりかハズレか」と迷ったとき。これまでに同じような経験を何度もしてきて、自分の中に統計的な情報が蓄積、整理されていれば、外観や雰囲気などから「この店は当たりっぽいな」と直観的思考力がわいてきます。迷ったときは、直観的思考力を磨くチャンスだと思ってください。

たとえ間違ってしまったとしても、名人級の棋士だって間違った判断をすることがあるわけですから、「よりよい判断力を培うための経験だった」と考えましょう。ブルース・リーは「考えるな、感じろ（Don't think! Feel.）」という名言を残していますが、決断疲れに対抗するために、私は**「考えるな、観じろ」**という言葉を推奨します。

直観力は、与えられた状況の中で最も正しいものを瞬間的に判断する力です。第2章冒頭で紹介したダイクスターハウスの実験でも、無駄に時間が与えられると間違った選択をすることが示唆されているわけですから、自分の中で時間制限を設けてみることもいいでしょう。

旅行先を選ぶなら、「〇日までに決めて宿泊施設も押さえてしまう」と自分にルールを課してみる。すると、重要な情報に焦点を絞れますから、効果的に判断までの道のりを短くすることができるはずです。決断疲れから脱却する第一歩ととらえて、積極的に直観力を鍛えていく気持ちを持ってください。

ご褒美を用意する

「ナッジ」という行動経済学の用語があります。アメリカの行動経済学者、リチャード・セイラーらが提唱する「行動科学の知見を利用し、人々の選択の自由を損なうことなく、環境を整えることで本人や社会にとって好ましい行動を実現させる方法」のことです。

実際、私たちの生活には、ナッジがたくさん導入されています。

たとえば、コロナ禍の際に、ソーシャルディスタンスを保つために足元に靴跡のマークが描かれているケースが多数ありました。みなさん、無意識にマークに足を置いたはずです。これが、まさにナッジを活用した事例です。

また、飲食店などのトイレに貼ってある「いつもきれいに使っていただいて、ありがとうございます」という貼り紙。こうした貼り紙を見ると、不思議と「きれいに使わなければいけない」と感じてしまうのもナッジを応用したものです。

ナッジは、自然に人々の行動を誘導する仕掛けです。そのため抵抗感を覚えることなく、自分の意思を誘導することができます。

自宅で集中して作業をしなければいけないなら、スマホを机の端に置くのではなく、違う部屋に充電する場所を作って、作業を始める前にそこにセットする。さらにその際、推しのアクリルスタンドを接着したスマホホルダーなどを用意して、そこにセットするなど、スマホを手放すことを「気持ちの良いこと」だと脳が認識できるような仕掛けがあるとなお良いでしょう。他にも、スマホホルダーの横に100円玉（500円玉）の貯金箱を置いて、セットしたら100円（500円）を貯金するといった方法があります。**報酬を設定すると、脳からドーパミンが分泌され、やる気を覚えるようになります。**

私たちの意思決定は、自分が置かれている環境に大きく依存しています。それを上手に活用してみましょう。

作業環境を変えてマンネリ防止

豪メルボルン大学のミードらの実験では、「環境を変えることが、決断疲れを回復させるのに一定の効果がある」ことが分かっています。

実験は、２つのグループで行われました。同じ部屋で大量の選択作業をしてもらい、１つのグループは同じ部屋で、もう１つのグループは部屋を移動してから、新たな選択作業をするというものでした。

その結果、別部屋に移動したグループは、前の作業からの疲労を引きずらずに、高いエネルギーレベルで次の作業をはじめた一方で、同じ部屋にとどまったグループは、明らかに決断疲れが見られたといいます。

脳は慣れてしまうと刺激を受けづらくなる〝馴化〟という状況に陥ってしまいます。最初はどれだけ刺激的なことでも、繰り返すうちに慣れてしまい、いわゆる〝マンネリ化〟してしまうのです。同じ場所にいると、仕事や作業の集中度はどうしても低下してきます。その低下が、さらなる決断疲れや注意力の散漫化を引き起こし、パフォーマンスをどんどん悪化させてしまうのです。

それを防ぐためにも、適度に自分が作業している環境そのものを変えることで、脳に新鮮な印象を与え、疲弊しづらくするというわけです。だからこそ、作業する場所を変えるだけでも効果てき面です。

では、どんな場所に移動するといいのでしょうか?

当たり前ですが、騒音の激しい場所にいるとイライラしてしまいます。騒音の刺激を受けると、ストレスによってコルチゾール、すなわちストレスホルモンが分泌されます。過剰なコルチゾールの分泌は、プランニングや論理分析に関与する脳の前頭前野の働きを阻害するとも言われています。音がうるさくて集中力が欠けてしまうのは、こういった理由によるからなのです。

スウェーデンのカロリンスカ医科大学のエリクソンらの研究では、さらに「騒音の大きいところに住むと太る」ということも明らかになっています。

5156人を対象に統計的に調べたところ、空港、鉄道、大きな幹線道路などの近くに住む人は、相対的に体脂肪の量が多かったそうです。個人差もあるでしょうが、女性だけで言えば、騒音が5デシベル上がるごとにウエストが1・51

センチ増えることも明らかになったといいます。

コルチゾールが増えると食欲が増え、睡眠の質も下がります。そのため、太りやすくなってしまったそうです。

一方で、雑音が数多く意識に入ってくる環境は、創造性を与えるとも指摘されています。

イリノイ大学のミータらの研究によると、

- 比較的静か（50デシベル／書店の店内や役所の窓口周辺など）
- 適度な周囲の雑音（70デシベル／カフェの店内、ファミレスの店内など）

前記2つを比べると、「適度な周囲の雑音」のある場所のほうが、創造性を求められる仕事において、被験者たちのパフォーマンスが向上したという報告もあります。ただし、騒音に近い雑音（85デシベル／パチンコ店内やゲームセンター内など）ではパフォーマンスが低下してしまうという結果も明らかになっています。

つまり、**実は「ちょっとざわついている」くらいの環境のほうが脳にとってはいい**ということです。仕事や課題に取り組むときは、決断の連続です。意識的に場所を変えて、脳に刺激を与えてみましょう。

ちなみに、マイアミ大学のヘラーらの研究によると、場所の変化が多いほど、ポジティブな感情が高まったそうです。また、場所の変化とポジティブな感情に関わる脳の活動との関連を探ったところ、環境の新しさと脳の報酬系部位（喜びを感じる部分）の活性化は、密接に関わり合っていることがわかりました。新しい環境にいるだけで、モチベーションが上がることが示されたわけです。

あえて休憩を取る

そもそも人間の集中力は、そう長く続くものではありません。一度何かをやり始めると、脳は単純なので〝やる気〟のエンジンがかかります。その一方で、脳は新しい刺激を欲しがるため、同じことばかりをしていると、先ほど説明した通り、馴化してしまい、集中力はどうしても落ちてくるのです。

ここで、ニュージーランド・カンタベリー大学のヘルトンとラッセルによる研究を、ご紹介しましょう。この実験では、被験者を次の3つのグループに分け、モニター上に現れる楕円の位置を認識し続けてもらうテストをしました。

グループ①　テストの合間に約2分の休憩を取る
グループ②　数字や文字の位置の認識といった別の課題をテストの間にはさむ
グループ③　休憩なしで、楕円の位置認識のテストをずっと続けるすると、①の休憩を取ったグループの成績が最も良く、③のずっと同じ作業をし続けたグループが最も悪かったという結果になりました。どんなに脳に新しい刺激を与えたとしても、いつかは必ず疲れてしまいます。ですから、**リラックスすることは、決断疲れを引き起こした脳を休める上で、欠かすことのできないアクション**です。

どんなに忙しくても、あえて休憩を取る勇気をもつことが大切なのです。

休憩にはストレッチを

適度な休憩をはさんだ方が作業効率は上がるわけですから、集中力が切れてスマホをいじりたい欲求にかられたら、たとえばコーヒーを飲むなどして、とりあえず2分ほど休んでみましょう。それだけでも十分です。

シンガポール国立大学のキムらが80人以上の韓国人を対象に行った調査では、休憩時間の行動が、昼食後の仕事と、終業後にどのような影響があるかを10日間にわたって記録しています。その結果、以下の3点が判明しました。

①ボーッとする、ストレッチをするなど「リラックス系」の活動、もしくは、同僚とのおしゃべりなどの「社交系」の活動をする
→仕事の大変さを軽減させることに役立つ

②新聞を読む、メールをチェックするなどの「認知活動系」をする
→昼食後の仕事を大変だと感じやすくなり、終業後の疲労感が高まる

③お菓子を食べる、飲み物を飲むなど「栄養摂取系」の活動をする
↓基本的には無効果（ただし、カフェインの摂取は、仕事が大変だと感じる気持ちを軽減させることに役立つ）

また、韓国・亜洲大学校のリーと韓国行動科学研究院のキムの研究によると、ランチタイムにスマホでインターネットやSNSなどを利用していると、午後に精神的な疲労を感じやすくなるとのこと。休憩するときは、目をつむったり、散歩をしたり、軽くストレッチしたりと、きちんと頭を休めることが大切です。

ボーッとして脳を活性化させる

実は、ボーッとする行為は、私たちが考えている以上に重要なアクションです。

ワシントン大学のレイクルらの研究に、「ボーッとすると脳は平常時の15〜20倍のエネルギーを使うため、アイデアもわきやすくなる」というものがあります。

研究によれば、何か行動をしているときと、ボーッとしているときの脳の動きを比較すると、後者のほうが記憶に関する部位や価値判断に関する部位が活発に働いていたことが明らかになったといいます。

トイレに行ったときや、お湯を沸かしてコーヒーをいれているとき。どういうわけか、ふっとアイデアがわき出ることがありませんか?

実は、これらもボーッとすることによる賜物だと、研究ではうたっています。

ボーッとするには、砂時計を見つめる、コーヒーやお茶をいれる、床掃除をするなど、自分が無心になれることであれば何をしても大丈夫です。

それにしても、どうしてこうした現象が起きるのでしょうか?

何かをしていると、その行動をするために、脳の必要な部位にエネルギーが集中します。多くのエネルギーを特定の場所で使うため、当然、その他の部位にエネルギーが行かなくなってしまいます。ボーッとすると、脳の一部に向かっていたこのエネルギーが分散されます。そして、脳全体に均一的にエネルギーが行き渡るため、結果的に使われていなかった部位にもエネルギーが届く。すると、集中しているときはつながらないような脳のネットワーク同士が交流し合い、ひらめきやすくなるというわけです。こうした状態を、「デフォルト・モード・ネットワーク」と呼んでいます。

それこそ、自分にとって軽視できないような決断が目の前にあるときは、一度、ボーッとして脳全体にエネルギーを行き届かせるのもいいのではないでしょうか。よりスマートな選択につながるはずです。

いつもアンテナを高くして生活していては、疲れてしまいます。ときには、ボーッとしていいのです。

卓上にミニ植物を置く

脳を休めるために、自然の力を借りるのも有効な手段です。

２０１９年に発表されたミシガン大学のハンターらの研究では、都会暮らしをしている36人の被験者に、8週間にわたって、週に最低3回10分以上、自然に触れる機会を作って過ごしてもらいました。場所は、近所の公園だったり、山だったり、被験者それぞれが「自然」と感じる空間です。

調査期間中、4回にわたって各被験者のコルチゾールの分泌量（ストレス度合い）をチェックした結果、**1回あたり20～30分間、自然に触れると、もっともストレスを減らす効果がある**ことがわかりました。ストレス値が1時間あたりでなんと21・3％も低下したというのです。30分を越えると引き続き効果はあるものの、その割合は減少することもわかったそうです。

自然との接触がなかった人と比べて、自然に触れた時間が1週間で１２０分以上ある人は健康状態も良く、幸福感を覚えることが多いとも言われています。休みの日などは、キャンプや自然あふれる地域の散策をするのも効果的でしょう。

自然の力はストレス解消に役立つだけではありません。カンザス大学のアチリーらの研究に「自然のなかに4日間いると問題解決能力が高まる」という調査結果があります。

実験では、参加者たちが峡谷などの自然環境で4日間のキャンプをし、その間、歩き回ったグループとそうではないグループに分け比較したところ、前者のほうが問題を解決する能力が5割も高まり、論理的に積み上げていく思考力や知的能力が向上したといいます。

もちろん、中には「そんな場所に行く余裕がない」という人もいるでしょう。そんな方は、ご自身の机や食卓の上に自然を感じられるミニ観葉植物やミニ盆栽を置いておくだけでOKです。千葉大学のソンらの研究では、盆栽を見るだけで、疲労の軽減につながることが明らかにされています。

自然に触れることは、「過剰負荷環境」の中で生きている私たちにとっては、有効な対策になるのです。

「損をするかも」と焦らなくて大丈夫

急かされたことで、拙速な決断をしてしまった……。そんな経験を持つ方は少なくないはずです。「急いては事を仕損じる」という言葉があります。何事も焦ってしまうとミスが生じやすくなり、ケアレスミスを誘発してしまいます。

焦りや不注意など、人間がミスをする要因はさまざまです。北海道大学の村田による実験をここで見てみましょう。

実験は、12名の被験者を対象に行いました。彼らには、「↑↑↓↑↓」という具合に、映し出された矢印の中で、真ん中の矢印と同じ方向のボタンを押す課題に回答してもらいました。この場合で言えば、「↓」を押すことが正解となります。

被験者は次の3つのグループに分けられました。

グループ①　正解しても失敗しても、報酬も処罰もないグループ

グループ② 報酬500円からスタートし、間違うか、時間内にボタンを押さないと一回につき2・5円が引かれてしまう〝罰金〟のあるグループ

グループ③ 報酬0円からスタートし、一回正解するごとに2・5円がもらえる〝成果報酬〟のグループ

罰金のあるグループ②だけが、①と③のグループに比べて大幅に低い正答率になったといいます。通常なら難なくできることであっても、時間内に正解しなければいけない、あるいは報酬が減ってしまうというプレッシャーから焦りが生まれ、ミスが増えてしまったというわけです。

人間は、損得を考えたとき、「損」に対してより敏感に反応をする生き物です。セールスでも、「これを逃したらチャンスがなくなる」といった常套句がおどるのは、反応してしまう人が多いからです。今行動しないと損をしてしまうかも――、そうした焦りが間違った判断を促してしまうことは珍しくありません。損に対する反応を知り、意識的に衝動を抑えていくことが大切です。

「自分で決めた」で幸福度が上がる

実は心配事のほとんどは実際には起きません。

ペンシルバニア州立大学のボルコヴェックらの研究では、心配事の79％は実際には起こらないことが明らかになっています。しかも、さらに16％の出来事は、事前に準備をしておけば対処が可能ともボルコヴェックは説明しています。つまり、本当に困ってしまうような心配事が現実化するのは、たった５％程度ということ。

そう考えると、気持ちが楽になりませんか？

そもそも、「決断が間違っていたら」と考えてしまうのは、ネガティビティ・バイアスが働くからです。しかし、私たちが抱えている心配は、ほとんどが杞憂であり、取り越し苦労に終わります。決断をする前に、あれこれと深く考える必要なんてありません。

もしも**「何か違うな」と思ったら、すぐに仕切り直しをするという新たな決断をすればいい**のです。後ろ髪を引かれるような思いは捨てて、すぐに切り替えられるように自己決定をしましょう。

この「自己決定」こそ、決断疲れを軽減させるマジックです。

経済産業研究所の西村氏と同志社大学の八木氏が、国内2万人に対して行ったアンケート調査によると、所得や学歴よりも「自己決定」が幸福感に強い影響を与えることが判明しました。この調査では、全国の20歳以上70歳未満の男女を対象に、所得、学歴、自己決定、健康、人間関係の5つの要素がいかに幸福感と相関するかを分析しています。

その結果、幸福感に与える影響力は、「健康＞人間関係＞自己決定＞所得＞学歴」の順であることが明らかになったのです。所得は、増加するにつれて幸福度も比例する傾向が見られたのですが、1100万円が1つの天井であることも分かりました。むしろ、重視すべきは健康、人間関係、自己決定というわけです。

自己決定によって進路を決定した人は、成果に対する努力を惜しまないため、責任や誇りを持ちやすく、達成したことによる幸福感も高いと分かったそうです。

これは、小さな自己決定においても同様です。「自分で決めたのだ」という気持ちが、あなたの決断をより良いものへ変えてくれるのです。

おでこを軽くたたく

正しい決断を難しくする要素の1つに怒りがあります。負の感情で頭がいっぱいになってしまうと、衝動的な選択に走りがちです。

怒りを覚えるような出来事に遭遇したとき、脳内では神経伝達物質であるアドレナリンやノルアドレナリンが分泌されます。顔が赤くなったり、血圧が高くなったり、心臓の鼓動が速くなったりするのは、これらの神経伝達物質によるものです。

一方で、脳はこうした怒りの感情を制御する機能も備えています。それが第1章で説明した前頭前野です。前頭前野は、理性を司る脳の部分ですから、冷静な思考で感情の爆発を抑えてくれる役割を持ちます。

ただし、前頭前野はすぐには働いてくれません。感情がわいてから、おおよそ4〜6秒かかることが分かっています。逆に言えば、最初の4〜6秒をやり過ごせれば、感情に流されずに、いったん冷静になりやすくなるのです。

　そこで、**決断を迫られて負の感情がわいたときは、いつも同じ行動を取るようにあらかじめ決めておくことをオススメ**します。これは、「オペラント条件付け」と呼ばれるもので、同じ条件で同じ行動を繰り返すことで、脳は一定の刺激と行動に対するパターンをつくる性質を持ちます。たとえば、先生が生徒の積極的な発言を褒め続けると、その生徒が授業中により頻繁に発言するようになったりするのは、「オペラント条件付け」によるものです。

　先ほどの「イフ・ゼン・プランニング」も活用して、「もし自分の決断に納得がいかなかったら（ｉｆ）」→「おでこをタッピングする（ｔｈｅｎ）」などの方法がオススメです。

　おでこや目の下、顎、鎖骨などをトントンと軽く叩く（タッピングする）ストレス解消法のことをＥＦＴといいます。ネゲヴ・ベン＝グリオン大学のクロンドが行った、過去の研究を総合的に検討した「メタ分析」（複数の研究結果を統合し分析すること）によると、**ＥＦＴは不安解消に効果がある**と結論づけられています。

　またセルフコントロールをする際に、おでこをトントンと30秒ほど叩くと、食欲などのさまざまな欲求を抑え理性が働きやすくなることがニューヨーク市聖路加病院のウェイルらの研究によって明らかになっています。

人がストレスや不安を感じるのは、脳の一部「扁桃体」に起因します。この扁桃体がマイナス信号を感じると、発汗やふるえ、イライラなどを引き起こすようになります。マイナス信号を止めるためには、ゆっくりと呼吸をするなどして意識を安定させること。そして、「今自分はストレスを感じている」と客観的に認知することで、扁桃体の過剰な活動を抑制できます。タッピングは中でも有効な手段だとさまざまな研究で言われているのです。

タッピングをして、気持ちをリセットしてから臨めば衝動的な決断をせずに済みます。冷静になって考えたいとき、判断をしたいときに、ぜひ実践してみてください。

パート② 不安とのつきあい方

自分の人生にとって重要な選択になればなるほど、決断に不安を覚えてしまうのは自然なことです。不安を感じていればいるほど、それは選択にきちんと向き合っている証拠であり、あなたを成長させる糧になります。不安とどうつきあっていくかで、意思決定も、自己肯定感も変わってくるのです。不安とのつきあい方を詳しく見ていきましょう。

「私はワクワクしている」と言う

ハーバード・ビジネス・スクールのブルックスの研究では、「脳はリラックスした状態以上に、興奮状態にあるほうが、ポジティブな状態だ」と判明しています。ブルックスは、不安な状態からリラックスした状態に落ち着かせるよりも、興奮状態に移行したほうが、パフォーマンスが上がることを実証しています。

研究では、100人以上の被験者に対して、見知らぬ人の前で歌わせたり、ビデオカメラの前でスピーチをさせたり、計算問題を解かせたりといった緊張状態を作り出しました。その際、

グループ① 実験前に「私はワクワクしている」と声に出したグループ
グループ② 実験前に「私は不安だ」と声に出したグループ
グループ③ 実験前に「私は落ち着いている」と声に出したグループ
グループ④ 実験前に何も言わなかったグループ

という具合にいくつかのグループに分けて比較をしたのです。

その結果、グループ①の被験者が相対的に良いパフォーマンスを見せたといいます。「自分は落ち着いている」などとリラックスさせるよりも、**「この状況にワクワク（興奮）している」と自らを奮い立たせたほうが効果的だ**と研究では提唱しています。

歌手の宇多田ヒカルさんも、「緊張との闘い方を教えてほしい」という質問に対して、「私、今、すごくワクワクしてる！　高揚している！　楽しみ！」と声に出して自分に言い聞かせていると答えたそうです。日本を代表するアーティストであっても、緊張や不安との向き合い方を考えているのです。

こうした自分の感情についての解釈を変えることで、マイナス感情を軽減する方法を「リアプレイザル」と呼びます。英語で書くとre＝再度、appraisal＝評価。いま感じている感情を再評価し、新たな意味づけをする「認知的再評価」を意味します。感情を再評価することで、悪い解釈を良い解釈に変えてしまおうというわけです。

私は、**「事実は1つ、解釈は無限」**とよく学生たちに伝えています。同じ物事でも、どうとらえるかによって、まったく印象は異なります。

動物園をデート先に選んだとして、会話は盛り上がったけど、園内で食べたご飯は美味しくなかった。この場合、良いことと悪いことのどちらを重く見るか、とらえ方1つで、デートの印象はがらりと変わってしまいます。

だからこそ、私は「事実は1つ、解釈は無限」だと、自らに言い聞かせていきます。そう考えることで、都合よく自分の中で折り合いをつけやすくなり、ネガティブな出来事に引きずられずに、「まぁ、そういうこともあるさ」と受け流せるからです。

不安を紙に書き出す

不安によって、人の判断が間違ったものになってしまうのには、理由があります。

人間の本能とも言える「喜び」「怒り」「不安」「恐怖」といった感情は、脳の古い部位である大脳辺縁系の扁桃体によって生じます。

人類が進化していく中で、まず大脳辺縁系が発達しました。その後、脳が進化する過程で、理性を司る領域として前頭葉が発達しました。

人間が不安を覚えるとき、脳のリソースは大脳辺縁系に割かれてしまいます。そのため、分析や判断を担う前頭葉にリソースが注がれなくなり、合理的かつ効率的な判断ができなくなってしまうのです。パニックになると冷静な判断ができなくなるのは、こうした脳の働きによるものなんですね。

では、どうするか。前頭葉を働かせることで、思考する力を取り戻すのです。

そこでトライしてほしいことが、**「書き出す」**という作業です。

不安の解消法として、「あえて不安を紙に書き出す」というシカゴ大学のラミレスとベイロックの研究があります。

実験では、20人の大学生の被験者たちにテストに解答してもらいました。その際、不安とプレッシャーを感じさせるため、「テスト内容が難しい」「試験のスコアによってお金がもらえたり取られたりする」「試験をしている様子を録画し、後ほど教員と学生がその映像を見る」といった条件を課し、被験者を次の3つのグループに分けました。

グループ①　10分間、何もせずに静かに座ってもらう
グループ②　テストについての自分の感情や考えを書き出してもらう
グループ③　テストとは関係のないことを書き出してもらう

これらのアクションをしてからテストに臨んでもらいました。

すると、グループ①とグループ③は実験前に行ったテストと比べて7％も正答率が下がり、グループ②だけは4％ほど正答率が上がったといいます。

不安なことを書き出すという作業は、考えて分析することにつながります。考えるためには前頭葉を使いますから、不安がわく大脳辺縁系とは異なる脳のリソ

ースを使います。そのため、**不安の感情が抑えられることにつながる**と考えられているのです。

さらに、こんな研究もあります。ノースカロライナ州立大学のクラインと北テキサス大学のボールズらは、35人の新入生に「大学に入った気持ちや感想」を毎日20分間2週間にわたって書き綴ってもらう一方で、別の36人の新入生には「大学とは関係ない普通のトピック」を書いてもらうという実験を行いました。

7週間後、前者は後者に比べ、メンタル部分の改善だけでなく、作業や動作に必要な情報を、一時的に記憶・処理する「ワーキングメモリ」の大幅な改善も見られたというのです。

彼らは別の実験も行っています。

- 「ネガティブな体験」を書いてもらった34人のグループ
- 「ポジティブな体験」を書いてもらった33人のグループ
- 普通のトピックを書いてもらった34人のグループ

このうち「ネガティブな体験」を書いてもらった34人のグループは、ほかの2

つのグループよりもワーキングメモリが改善し、余計なことを考えなくなったといいます。

不安を書き出すことは、不安を抑えるだけではなく、パフォーマンスの向上にもつながるというわけです。

不安で選択ができなくなっているときは、とりあえず不安を書き出してみる。それだけで状況改善の第一歩となります。

手をお湯で温める

不安を緩和させるには、日ごろから適度にストレスを解消しておくことが、とても重要です。

誰でも簡単にできるストレス軽減方法として、ぜひ覚えておいてほしいのが「手浴」です。

北海道大学の矢野らが、脳血管障害の患者を対象に行った研究をご紹介します。38度の温水に10～15分ほど手首まで浸けて手を温めると、痛みが緩和したり、爽快感が増したり、ポジティブな言葉を発したりするようになるなど、病気の回復に対する「やる気」が向上したと報告されています。

人間の体で温かさを感じる「温点」のもっとも集中しているところが、指、手のひら、前腕となります。また、手の血管には、交感神経が集中しています。寒いときにストーブや焚き火に手をかざすと、体も心もぽかぽかになるのは、手を温めることでこれらの神経に作用するからなのです。**ストレスはもちろん、疲**

れや焦燥感を覚えたときは、手浴でリラックスするようにしてみてください。

もちろん、近くに温泉がある人は、温泉で気持ちをリセットすることも効果的です。札幌市立高等専門学校の渡部らが行った実験では、8人の女性に10分間入浴してもらい（入浴前後30分間、安静にもしてもらったそうです）、脳波、心拍数、体温、皮膚温、質問紙を用いてその効果を測定しました。

その結果、脳波解析においては「悲しみ」が低下し、「気分の良さ」や「リラックス感」が増加したことが明らかになりました。また、普段よりよく眠れ、翌日にやる気や集中力が上がるという傾向も見られました。

きちんと休息を取ることは、とても大事です。そして、日ごろからリラックスできる生活習慣を持つことも欠かせません。

お風呂で歌を歌う

〝日常使いできるガス抜き〟として、西ミシガン大学のキーラーの、「グループで歌うことで幸せホルモンがアップし、仲間との親近感が高まる」という研究結果も覚えておくとよいでしょう。歌うことは心にも体にも良いことが明らかになっており、**大きな声で歌うほど「コルチゾール」（ストレスホルモン）が減少し、「オキシトシン」（幸せホルモン）が増加する**というのです。

また、自分が歌うだけでなく、歌声を聴いているだけでもストレスホルモンが下がるという結果も出ており、グループで歌うと痛みを感じにくくなるというデータもあります。

「みんなで歌うのは苦手」という方もいると思いますが、安心してください。一人で歌っても効果はあります。英・王立音楽大学のファンコートらの研究では、「（６１０人の）観客あり」と「観客なし」の状態で被験者に歌ってもらい、それぞれにおいて唾液採取と質問紙によってストレスの数値を測るという実験を行っています。

その結果、「観客あり」の場合にはコルチゾールなどの値や不安感が上昇し、「観客なし」の場合には逆にそれらが下がるということがわかりました。一人カラオケは、理にかなった効果的なストレス解消法と言えるのです。カラオケに行かずともお風呂場でも効果は同じですから、不安を感じているときは歌うことも有効な手段というわけです。

楽しい動きをしてみる

「体が先、思考はその後をついていく」ことを実証するのが、「元気な動きをすると楽しい気持ちになる」というサンフランシスコ州立大学のペパーらの研究です。

実験では、110人の大学生を、「背中を丸めてしょんぼりと縮こまった姿勢で歩くグループ」と、「両手両足を大きく上げて元気よく歩くグループ」に分け、アクション後に元気度（幸福感・絶望感、楽しい・悲しい記憶の想起など）を自己評価してもらいました。

その結果、**元気な動きのチームは元気度が大幅に向上した**といいます。一方、しょんぼりした姿勢のチームでは、実験前の予備調査では元気度が高かった人たちですら、アクション後は元気度の大幅な低下が見られました。楽しい動きは元気になり、しょんぼりした動きは元気をなくさせるというわけです。

ペパーらは、元気になった生理的要因として、こういった動きが心拍数を上げるためとも分析しています。心拍数を上げるトレーニングは、うつ病の改善策として用いられることもあるほどです。

もう1つ、ミシガン大学アナーバー校のシャフィールらは、脳科学のさまざまな先行研究をもとに、感情は体の動きによってコントロール可能であると実験で示しています。シャフィールらは、22人の被験者に、「ハッピー」「悲しい」「怖い」「中立的」な感情を表す動作をする動画を見て真似してもらい、その際の脳の活動をfMRI（磁気共鳴機能画像法）で記録しました。

すると、**跳びはねるようなハッピーな動作をしているときにはハッピーな感情に、肩を落とすような悲しい動作のときには悲しい感情になる**ことが明らかになりました。彼らは、理論とこうした実験結果を前提に、「子どものようにスキップすると、よりハッピーになる」可能性を論文の中で例として挙げています。不安を感じているときは、あえて楽しくなるような動きをしてみる。不安への対処法の1つとして、いかに脳をあざむくかも重要なのです。

ぬいぐるみを抱きしめる

何をしても、どうしようもない不安に襲われてしまうときは、何かを抱きしめてみてください。**抱きしめるという行為には、オキシトシンを増加させ、ストレスを軽減させる効果**があります。抱き枕などでも同様のききめがあることが明らかになっています。

国際電気通信基礎技術研究所（ＡＴＲ）のスミオカらの研究によると、離れたところにいる見知らぬ相手と電話で話す際に、抱き枕のようなものをハグしながら話すと、ストレスホルモンであるコルチゾールの値が低下し、幸せホルモンのオキシトシンが増加することが観察されています。

不安にかられたときは、何かを抱きしめてみる。クッションや大きなぬいぐるみでもいいので、ぎゅっとハグしてみてください。

実際、ハグの効果は侮れません。カーネギーメロン大学のコーヘンは、４０４

人の健康な成人に、2週間にわたって毎日の活動の内容やハグの有無、人間関係のトラブルがあったかなどをインタビューし、そのうえで被験者を人為的に風邪のウイルスにさらし、病気への耐性がどれだけあるのかを調べました。

結果は、人間関係のトラブルの有無は、罹患リスクと無関係だった一方、ハグをした人は罹患リスクが減少していました。さらには、「頻繁にハグ」をしていた被験者たちは、重度の症状には至らなかったという結果も明らかになったそうです。

人は社会的動物です。つねに心のどこかで他者との触れ合いを求めています。ぬいぐるみや抱き枕なら、好きなだけ抱きしめることができます。もちろん、パートナーがいる方は、出かけるときの「行ってきます」などの際に、軽くハグをすると幸せホルモンが増加します。何も考えないで、温もりをただただ感じる。きっと決断の連続で疲れ切ったあなたの心もスッと落ち着くはずです。

パート③　決断した後の向き合い方

もし、自分が選択した結果について「失敗だった」と一瞬でも頭をよぎったとしても、この段階から決断疲れを防ぐことも可能です。パート③では「決断後」の効果的な対処法を詳しく見ていきましょう。

失敗のとらえ方を変える

ありのままの自分を受け入れて、さらけ出すことを重視する**「ホールネス（wholeness）」**という考え方があります。この言葉は、組織変革の専門家で、世界的ベストセラー『ティール組織』の著者であるフレデリック・ラルーによって広く知られるようになりました。ホールネスでは、良いことも悪いことも、いろいろ経験をした人の方が幸福度は高いと強調しています。悪いことも最高の人生を送るための1つのスパイスであって、そんなに嘆き悲しむことではないと説明しています。

私はとても良い考え方だと思っていて、このスタンスを取れば、だいぶ心が軽くなると思います。**「自分の下した決断は、『間違った選択』だとは限らない」と考えてみる。**エジソンも、「私は失敗したことがない。ただ、1万通りのうまく行かない方法を見つけただけだ」と語っています。「失敗だった」と考えるのではなく、次のための1つのステップだと、とらえ直してみるのはいかがでしょうか。

「ホールネス」の考え方に加えて、さらに「レジリエンス（resilience）」という概念も一緒に理解すると良いでしょう。レジリエンスとは、困難や挫折を経験した際、それを糧にして立ち直り、成長する力を指します。これまでの人生で出会った失敗や困難が、一時的なつまずきであることを認識し、乗り越えることで人はさらに強くなれる。より良い未来を創り出すための精神的な土台がレジリエンスなのです。

「ホールネス」と「レジリエンス」は共に、失敗や困難を単なるマイナスの出来事としてではなく、自分の人生における重要な一部と見なします。たとえ苦しい経験をしたとしても、「これは次のステップへの準備に過ぎない」ととらえることで、心の余裕が生まれ、前向きな選択がしやすくなります。どのような選択にも学びや気づきがあり、たとえ結果が期待通りでなかったとしても、その経験が次の成功の土台となるのです。

ですから、何かをするかどうかという決断に迷ったら、とりあえずやってみる。

人は、やったことよりやらなかったことを後悔するという研究結果もあります。考えて考えて疲れてしまうよりも、**とりあえず行動。結果は二の次。**危ぶむなかれ、行けばわかるさ！

背筋を伸ばす

決断を間違ってしまい、落ち込む……。そんな状態から脱却するのに有効な別の方法が、「背筋をピンと伸ばす」ことです。

テキサスA&M大学のリスカインドとカナダ・カルガリー大学のゴティの研究は、背筋を曲げた姿勢を取り続けた場合、無力感やストレスを感じがちになる傾向が観察されたと指摘しています。それを裏付けるように、うつ病患者の大半が背筋が丸まっているという報告もあるほどです。

コロンビア大学のカーニーらが行った研究では、被験者を

①堂々とした姿勢
②縮こまった姿勢

の２つのグループに分け、それぞれの被験者にギャンブルに参加してもらいま

した。その結果、①の**堂々とした姿勢のグループの方がよりリスクの高い賭けに好んで臨んだ**のです。

さらに2つのグループの被験者の唾液を調べたところ、①のグループは、決断力、積極性、攻撃性、負けず嫌いなどに関係するホルモン「テストステロン」の増加が、②のグループより顕著だったといいます。

背筋を伸ばす、姿勢を正す――。それだけで、チャレンジ精神がかき立てられ、戦う気持ちが生まれてくるのです。また、①のグループはストレスホルモンである「コルチゾール」が低下していることもわかりました。

私は講義中、学生たちに「1分ほど背筋を伸ばして」と言うことがあります。すると眠たそうだった学生も、その後は集中して話に耳を傾けてくれます。ほんの少しのきっかけで、ストレスを減らせたり、心を元気にしたりするアプローチが可能なシーンが、実は生活の中にたくさんあるのです。

より良い決断のパフォーマンスをするために、リフレッシュはとても大切です。背筋を伸ばすのは座っていてもできる簡単な動作ですので、ぜひ実践してみてください。

自分なりの満足を知る方法

選択するにあたって情報を集めることは必要不可欠なプロセスです。でも、情報を〝どう〟集めるかも大切だと思いませんか。

意思決定の際の情報の集め方に着目した分類に、「マキシマイザー」と「サティスファイサー」と呼ばれるものがあります。カーネギー工科大学（現・カーネギーメロン大学）のサイモンによって提唱された概念です。

まずマキシマイザーとは、可能な限り多くの選択肢を検討し、その中から最良の選択を追求する人を指します。彼らは、「最高のもの」を見つけるまで満足しない傾向があります。

カナダ・ウォータールー大学のヒューズとショラーによると、マキシマイザーはさらに2つのタイプに分けられます。

多くの選択肢を徹底的に調べた上で、「他の選択肢が良かったかも」と思いつつも、自らの選択にポジティブな面を見出せる「促進系マキシマイザー」と、常に最高を探し続け、選んだ結果に満足できない「評価系マキシマイザー」です。

レストランに入ってすべてのメニュー（選択肢）を徹底的に考慮し、ハンバーグを選び、料理が運ばれてきたとき、「思っていたのと違うけど、美味しそうだからいいか」と思える人は、促進系マキシマイザー。対して、「う〜ん、これじゃなかったな。次に来たときにリベンジだな」と考えてしまう人が評価系マキシマイザーです。

結果に対する満足度が異なるため、評価系マキシマイザーのほうが、ストレスを溜め込みやすいとされています。実際、スワースモア大学のシュワルツなどは、評価系マキシマイザーはうつ病リスクが高く、不安を感じやすいと述べています。

では、サティスファイサーとはどのようなタイプなのでしょうか？

サティスファイサーは、「十分に良いと思える選択肢」が見つかった時点で満足する人を指します。完璧を求めず、自分なりに満足できる「足るを知る」といったマインドを持つタイプとも言い換えられます。そのため、後悔や迷いが少なく、その分ストレスが少ない傾向にあります。

たとえば、商品を購入するときや飲食店に入るとき、徹底的に吟味することはせず、自分の求める基準をクリアさえしていれば、「こういうの探していたんだよな」と満足できる人。仮に、さらに良いものを見つけたとしても、サティスファイサータイプの人はすでに満足しているのだから、さほどネガティブにはなりません。先のシュワルツによると、一般的に、**マキシマイザーよりもサティスファイサーの方が幸福度が高い**そうです。

物事には完璧などありません。完璧を求めると疲れてしまいます。目の前のことを受け入れて、ストレスを溜めないためには、「マキシマイザー」ではなく、「サティスファイサー」のマインドを持つことが望ましいのです。

自分に都合よく解釈する

では、どのようにしたらサティスファイサーになれるのでしょうか。ここでは**「とらえ直し」**という方法をご紹介します。

「とらえ直し」とは、状況や刺激などから受けた自らの心的状態に対する解釈を変える（再評価する）ことで、感情の強度や種類を変化させるコントロール術です。

これは、スタンフォード大学のブレッチャートらの、「怒りをコントロールするコツは、何に対して怒っているのかとらえ直しをすること」という研究を基にしています。

もし、あなたが出かける前に「降水確率40％」とニュースで見て「雨は降らないだろう」と傘を持たずに出かけ、出先で大雨に降られたとしましょう。そんなときも「やっぱり傘を持ってくるべきだった」と後悔するのではなく、「雨宿りをしながら、少し一休みをするチャンスだ」「新しい傘を買って気分を変えよう」という具合に、自分の感情への被害を抑えるように「とらえ直し」をしてみる。

このように自分にとって都合の良い解釈をすることが、理想を求める「マキシマイザー」にならないための方法です。

「間違った。失敗した」と単に落胆して終わるのではなく、**「間違った。失敗した……けど、これって○○かも」と自分に都合よく、とらえ直せばいいのです。**

自分の下した決断が思っていた結果を伴わなかったとしても、「とらえ直し」をすれば、疲弊の度合いは低くなります。解釈は別に事実でなくても良いのです。

面白おかしく想像を膨らますと、精神的なダメージは減らせるでしょう。

別の感情にスイッチングする

人が持つ認知と感情の機能は、脳の限られたリソースを使っています。心的状態に対する解釈を変化させる、すなわち、「とらえ直し」をするには、脳が「怒り」「後悔」「不安」という指令を出している状況を変えるため、脳の別の部位が働くように仕向ければいいのです。

つまり、**脳の中で「後悔」のスイッチが入っているときは、違う感情のスイッチを入れてあげればいい**ということです。

よく「怒りを感じたときは素数を数えればいい」と言われますが、そうすることで、脳が怒りとは違う部位を使うようになるため自動的に「後悔」が収まっていきます。

また、ハーバード大学のキリングズワースとギルバートの調査によると、人は、何かをしているとき、46・9%、すなわち半分くらいの場合、今していることとは関係ないことを考えていて、そして、今やっていることと考えていることが違うときは、一致しているときよりも幸せと感じていないことがわかりました。人が、不安を含めて余計なことを考えてしまうのは、目の前のことに集中できていないからというわけです。ですから、何か夢中になれることを探して、それに没入する。そうやって、心のモヤモヤスイッチを強制的にオフにするのです。決断できなくてモヤモヤしたときやわき起こってくる感情が邪魔して選択ができない状況に陥ったら、自分が没入できることをして、とりあえず脳をリセットするのが得策かもしれません。

自分だけのマジックフレーズを用意

私たちは、言葉の力に引きずられる形で決断してしまうことが珍しくありません。「やる気が出ない」「面倒だ」などと口に出したり、考えたりすると、「自己成就予言」と言って、意識的、あるいは無意識にその通りにことが進んでしまうと社会学者のロバート・キング・マートンの研究で明らかになっています。**自分で、「私はこういう人間だ」と言ってしまえば、脳は「なるほど。あなたはそういう人間なんですね」とアシストしてしまう**のです。人間は想像以上に言葉に左右される生き物。催眠術も言葉による暗示・誘導以外の何ものでもないそうです。

そのため、「自分はダラダラしてしまうダメ人間だ」と思い込んだり、言葉にしたりすると、脳は悪い方向へとアシストし、いつまで経ってもソファーでゴロゴロしてしまう人間になってしまいます。言葉というのは、それほどまでに脳と関連性を持つものなのです。

実際、言葉のニュアンスによって、人間の意思決定は変わってしまいます。

人間の意思決定における心理的要因を説明する行動経済学の理論に、「プロスペクト理論」と呼ばれるものがあります。「人は損失を回避する傾向があり、状況によって判断が変わる」というものです。

これを提唱したカナダ・ブリティッシュコロンビア大学のカーネマンとスタンフォード大学のトヴェルスキーは、生死に関わる状況において、言い回しの違いが被験者の反応にどのような影響を与えるかを調査しています。

大きな病気にかかっている６００人を対象に行われたこの調査は、次の治療法のどちらかを選択するよう被験者に求めました。

治療法Ａ：６００人のうち２００人の命が助かる道
治療法Ｂ：６００人全員が助かるか、全員が助からないかのどちらかである道

被験者は治療法Ａを選択する人が多かったといいます。

同じ治療法を次のように言い換えてみた場合も、調査しています。

治療法Ａ：６００人のうち４００人の命が失われる道

治療法B：全員が助からないか、600人全員が助かるかのどちらかである道

すると、治療法B……すなわち、イチかバチかに賭ける人が圧倒的多数だったといいます。

同じ情報であったとしても、言い方を変えるだけで異なる印象を与えてしまうのです。こうした現象を**「フレーミング効果」**と呼びます。

であれば、言葉と上手につきあうことも、意思決定に大切なこととなります。

私は**「あとでやろうはバカヤロウ」「どうせ1年後には（目の前の些細な不快なできごとを）覚えていない」**といったフレーズを行動の指針にしています。自分をコントロールするための言葉を用意しておくことで、想定外のことが起きてもダメージを抑えることができるんですね。「あ！　選択を間違えた！　でも、どうせ1年後には覚えていないし」。そう思うだけで、たとえ判断をミスしたとしても気持ちがフッと軽くなるのです。

マジックフレーズを用意しておけば、決断がしやすくなるし、自分が下した決断に納得がいかなくても、救いを見つける習慣が身に付くはずです。言葉が、あなたの決断を強靱にするのです。

一人でも同調してくれたらそれでOK

どんな決断でも「これでいいのだろうか」という悩みは付き物。そんなとき、誰か一人でも背中を押してくれたら……と思いますよね。

スワースモア大学のアッシュによる有名な実験に、「アッシュの同調実験」と呼ばれるものがあります。

この実験では、１本の線が書かれたカードと、長さの異なる３本の線が書かれたカードを用意し、被験者に前者のカードの線と同じ長さのものを、後者のカードの中から選ばせました。その際、次の条件を設定しました。

【７人の集団で12回行う】
【７人中６人はサクラで、本当の被験者は７番目に回答する】
【６人のサクラは12回のうち７回、わざと同じ誤答をする】

その結果、被験者の37％が、一度は間違った回答をしてしまったといいます。間違うのは、サクラ6人が全員一致で誤答したときが最も多く、一人でも正解を言うサクラがいると正解率は大きく跳ね上がったそうです。間違った意見だとしても大多数の人が口にすると同調圧力が働き、多数派の意見になびいてしまうことが明らかになったのです。

同時に、自分と同じ回答を選ぶ味方がいたケースでは正解率が跳ね上がったように、**たった一人でも味方がいれば、自分の気持ちを正直に言いやすい傾向がある**こともわかりました。

自分が良いと思ったことに対して、自信を持てるだけの根拠があれば、選びたいものを選ぶこと。そして、理解者がたった一人でもいれば、「そうだよね」と自信を持つ。周りのほとんどの人が、「そんなこと、やめたほうがいい」と言ったとしても、たった一人が「いいね。最高！」と言ってくれたなら、その人の声を都合よく自分の原動力に変えてしまえばいいのです。理解者は数が多ければいいというものではありません。たった一人でも好意的なら自分の決断に自信を持っていいのです。

“コインが決めたこと”と割り切る

考え方次第では、どんな決断であっても後悔は伴わない……。それを示す好例が、シカゴ大学の経済学者、スティーヴン・レヴィットが行った調査です。

まずレヴィットは、自分が判断しかねている事を書き込み、その後、画面上で「コイン投げ」ができるウェブサイトを開設しました。表が出たら「実行する」、裏が出たら「実行しない」というメッセージが出る、とてもシンプルなサイトです。

そして、そのサイト上で1年かけて4000人の悩みを収集し、コインを投げてもらいました。書き込まれた悩みとしてもっとも多かったのは、「今の仕事を辞めるべきかどうか」。他にも、「離婚すべきかどうか」といった、人生にかかわる重要な悩みが数多く寄せられたといいます。その後、「コイン投げによって人生がどう変化したか」を追跡調査しました。

その結果、ユーザーの63%がコイン投げのメッセージに従っていたことが判明しました。驚くべきは、コインによる判断が表であろうが裏であろうが、つまり、「実行する」であろうが「実行しない」であろうが、**悩みの解決に向かって何かしら行動をした人のほうが、半年後の幸福度が高かった**点です。つまりコイントスの結果、会社を辞めた人も、辞めなかった人も幸福度は高くなったのです。

この調査から分かることは、人は「選択することに迷うから動けない」のであって、「選択した後のことを考えて動けない」わけではないということです。

選択してしまえば、あとはよりよい未来を実現するために動くしかありません。わざわざ不幸になる方向に努力する人なんていないですよね。

人間は、行動と気持ちが矛盾する「認知的不協和」が生じると、なんとか一貫性を保とうとします。自分で決断することに迷いが生じるのは、納得いかない選択をしてしまうことが怖いからです。だったら、ときには判断をコインの表裏に委ね、**「コインが決めたことだから」と割り切ってしまったほうが、よほど気持ちが軽くなる**というわけです。

ここで大事なことは、一度どうするか決めてしまえば、人はできるだけ後悔しないように行動していくため、幸福度が向上しやすくなるということです。

つまり、立ち止まらず、「決めること」が大切なのです。人間は決めさえしてしまえば楽しもうとする、都合の良い生き物なのです。

豪ニューサウスウェールズ大学のザボとラヴィボンドが行った39人の大学生に対する調査では、「悩み事の48％は問題解決のプロセスに関するものだった」ことが分かりました。

つまり、**結果に対して悩んでいるのではなく、どうやってその悩みを解決するかで悩んでいる**ということが示唆されたのです。そして、結果は変えようがないと悲観的に考える人ほど、さまざまな解決法を否定的にとらえる傾向もあったといいます。

どんな方法を思いついても、「きっとダメだ」と考えてしまい決断できない。〝悩むことに悩む〟という悪循環を止めるには、一定のルールにしたがって機械的に決めるなどで「やる」「やらない」を決める、あるいは決めてもらうしかないんですね。

私自身も、修士課程だけ終えて中高の教員になるつもりだったのに、自分の意図しない形で大学院の博士課程で勉強することになってしまった際、「もう博士を取ることになったのだから、とりあえず大学の教員になるべく、準備をしよう」と気持ちを切り替えて、大学の教員になるのに必要な要件を満たすために論文の執筆に励んだり、非常勤として教歴を積んだりということを始めました。一度ゴール、進む方向性が決まれば、あとは舵を切った方向に人間はがむしゃらになれるのです。その効果は、コイン投げの実験が示している通りです。

最適解でなくても問題ない

「不便益」という考え方があります。京都大学の川上浩司教授らが提唱している**「不便だからこそ得られる益」**というものです。最適解を選ぼうとするから悩み、躊躇し、疲弊する。だとしたら、「最適解でなくてもいい」というマインドを持つことができれば、ひとつひとつの決断に注がれるエネルギーは減少するはずです。そうしたマインドの添木となるのが、不便の中に益を見出す不便益という考え方です。

川上氏は、セル生産方式という工業製品の組み立て手法を研究しており、この生産方式では、作業員が1台の自動車を一人で組み立てる、といった方法を採用しています。効率的な作業とは対極にある方法ですから、「そんなことをして何になるの?」と思われるかもしれません。

しかし、セル生産方式の作業員は、やりがいを感じ、スキルアップを実感しているといいます。不便な手法を採用するからこそ、モチベーションの向上やスキルの向上というメリットが得られているというわけです。

たとえ最良のものでなくても、その中に「益」を見出してみる。たとえ〃やってしまったと後悔する決断〃だったとしても、「益」が見出せたなら、脳はそのために動いて、あなたをサポートしてくれます。

自分が選んだ決断を楽しんでください。小さな益を見つけてください。きっとその決断が、あなたの明日をより良いものにしてくれるはずです。

定数ではなく、変数に注目する

自分の判断次第で、いかようにでも未来を変えることができる。そう思うことも、決断とのつきあいでは大切です。

『日曜日の初耳学』という番組の中で、林修先生がユニバーサル・スタジオ・ジャパンをV字回復に導いた森岡毅さんと対談する放送回がありました。

この対談の中で、「自分の力ではどうしようもないこと」を定数と位置づけ、「自分の力で変えられること」を変数と位置づけていました。自分でコントロールできないことは定数です。定数に労力をかけても、徒労で終わってしまうことは珍しくありません。

しかし、変数を動かすことはできます。**自分の決断も、まさしく「変数」です。**自身の中にストレスを生む決断を選ぶか、ストレスを生まない決断を選ぶかは、自分次第……そう考えてみるのも、決断疲れ対策の1つでしょう。

自分の幸せに集中する

世界の著名人や専門家がスピーチを行うイベント「TED」。そこで、心理学者のダニエル・ギルバートは、「宝くじで3億円当たった人と、事故で下半身麻痺が残ってしまった人。1年後の幸福度はどちらが高いと思いますか？」という質問をしています。

みなさんは、どう思うでしょうか。

ギルバート氏の答えは、「どちらも変わらない」でした。下半身麻痺が残ったら不幸に感じるのではないか……多くの方がそう思うかもしれません。しかし、それは、「不幸になるんじゃないか」「失敗するんじゃないか」「不自由になるんじゃないか」という、過剰に幸不幸の想像を膨らます傾向によるものです。これを「インパクトバイアス」と呼びます。

人間は本来、幸福感を自分でコントロールできるのです。それにもかかわらず不安を過大視してしまう。不幸なもの、不安なものに対して人間は大きなバイアス心理を働かせるからです。実際には、自分が幸せだと考えれば、幸せになれるのです。

スタンフォード大学のフェスティンガーによる「社会的比較」という理論があります。人は正しく自己評価するために誰かと比べたがるという理論です。生きていく上では、自分自身、そして自分のおかれた状況や環境をよく知っていることが必要です。だから、誰かと比べてしまいます。ですが、実際には自分の決断や選択を、他者と比較する必要などないんですね。他人との比較を捨てて、自分の幸福にだけ集中していいのです。

他人の評価はバイアスに基づいている

他人の評価が気になる。これも社会的生物として生まれた人間の宿命とも言えます。他人の目を意識して、決断が鈍ってしまうことは往々にしてあります。

「後知恵バイアス」というバイアスがあります。何か物事が起きたあとで「(私は)そうなると思った」などと、後出しジャンケンよろしく、予測していたと言わんばかりに考える心理的傾向のことをいいます。人は、こうした態度を取ることで優位性を持ちたがり、マウントを取ろうとします。

私自身は、**他人の評価の多くが、この「後知恵バイアス」が作用しているものだと考えています。**

本当に自分の事を考えてくれる人だったら、物事が起きている最中にアドバイスや評価をしてくれると思いませんか？　終わったあとに、褒められるならウェルカムですが、けなされたり、非難されたりしようものなら、話は別です。そういった評価は後知恵バイアスによってもたらされた小言である可能性も大きいのです。そうした評価に対して、自信を喪失したり、迷いを生じたりするのは、時間の無駄ですから、外野の声に惑わされてはいけません。

自分×他人で可能性は広がる

決断をしなければいけないとき、自分の能力では無理だからと諦めてしまうこともあるでしょう。特に、自分一人で何かをやり遂げようと考えてしまう人は、なおさら自分の能力の限界が見えてしまうだけに、諦めてしまうことも多いはず。

しかし、人間は、他者との協力・共存という武器で、生物界での生存確率を高めるという手段を選択した生き物です。だからこそ、他人に親切にすることや、つながることなどで脳の報酬系が働く、つまり喜びを感じるような仕組みになっているわけです。

自分の能力でできることには限界があります。しかし、他人の力を借りれば、実現できることに限界はありません。できることは、「自分と他人との掛け算」でいくらでも広がるのです。

他人に援助を求めることを躊躇することもあるかもしれません。迷惑をかけてしまうのではないか、あるいは、こんなお願いをするのは恥ずかしいと思うこともあるでしょう。しかし、**「やらない後悔よりやる後悔」**です。決断できずにウジウジ考えて、疲弊してしまうのはあまりにももったいないです。ですから、勇気を出して、他人に助けを求めてみましょう。

おわりに

ここまで本書を読んでくださったみなさん、本当にありがとうございます。みなさんの疲れの原因が何なのか、ヒントは得られましたか？

この本では、「決断疲れ」を少しでも軽くするためのヒントをお伝えしました。短時間で決断する方法や、選択肢を減らす工夫、モチベーションを保つための考え方など、日常生活の中ですぐに実践できるアイデアをできるだけわかりやすく紹介しました。また、決断をした後に感じる不安や迷いについても、その対処法を探ってきました。大切なのは、完璧を目指さないこと。そして、選んだ結果が少し違っていても、それを「自分らしい選択だった」と肯定する気持ちを持つことです。

実は、私自身も以前は「もっと良い選択があるかもしれない」と迷い、情報を集めすぎて疲れてしまうことがよくありました。でも、**「完璧な決断なんて存在しないし、できない」と気づいたときから、少しずつ心が軽くなっていきまし**

た。人生には、すぐには正解がわからないことがたくさんあります。だからこそ、私たちができるのは、そのときの自分にとってベストだと思える選択をし、それを受け入れていくこと。そして、その選択がたとえ完璧でなかったとしても、それを糧に次のステップに進む力に変えていくことです。

本書を通じて、少しでもみなさんの心が軽くなり、「まあ、これでいいか」と思える瞬間が増えたら、著者としてこれ以上の喜びはありません。特に、「もっと頑張らないといけない」「もっと良い選択をしなければ」と自分を追い詰めがちな方にとって、本書が心のリセットボタンになれば嬉しいです。**大切なのは、自分自身を許し、今の自分を受け入れること。そして、自分の選択を信じること**です。そうすることで、日々を少しでも楽に生きていけるようになるはずです。

いろいろな情報にアクセスできるがゆえに、他人の意見や評価が気になりがちな時代ではありますが、最終的には自分自身が納得できるかどうかが一番大切なのだと思います。他の誰かではなく、「自分にとっての最善の選択」ができるようになれば、日々の決断に追われることが減り、もっと自分らしい生き方ができるようになるでしょう。

この本が、あなたにとって、日常のちょっとした選択や不安に向き合う際の心の支えになれればと願っています。ときには、決断をしないということも大切です。たまには「もういいや」と肩の力を抜いてみることが、心の健康に良かったりします。そして、何よりも大切なのは、自分を大事にすること。どんな選択をしても、「これが自分の道なんだ」という気持ちで、未来に向かって一歩ずつ進んでいってほしいのです。

最後に、ここまで読み進めてくださったみなさんに心から感謝いたします。この本が、忙しい日々の中で少しでも役に立ち、あなたの心を軽くしてくれる存在になればと願っています。どうか、これからの毎日が、少しでも明るく、そして心穏やかに過ごせますように。疲れたときには、この本を心の休息のきっかけにしていただければ幸いです。

みなさんが、これからも自分らしく、軽やかに前に進んでいけますように!!

参考文献

Achtziger, A., Bayer, U. C., & Gollwitzer, P. M. (2012). Committing to implementation intentions: Attention and memory effects for selected situational cues. *Motivation and Emotion*, 36(3), 287–300.

Achtziger, A., Gollwitzer, P. M., & Sheeran, P. (2008). Implementation intentions and shielding goal striving from unwanted thoughts and feelings. *Personality and Social Psychology Bulletin*, 34(3), 381–393

Analytis, P. P., Barkoczi, D., & Herzog, S. M. (2018). Social learning strategies for matters of taste. *Nature Human Behaviour*, 2, 415–424.

Ariely, D., Kamenica, E., & Prelec, D. (2008). Man's search for meaning: The case of Legos. *Journal of Economic Behavior and Organization*, 67(3–4), 671–677.

Arima, Y., Ohki, T., Nishikawa, N., Higuchi, K., Ota, M., Tanaka, Y., Nio-Kobayashi, J., Elfeky, M., Sakai, R., Mori, Y., Kawamoto, T., Stofkova, A., Sakashita, Y., Morimoto, Y., Kuwatani, M., Iwanaga, T., Yoshioka, Y., Sakamoto, N., Yoshimura, A., Takiguchi, M., Sakoda, S., Prinz, M., Kamimura, D., & Murakami, M. (2017). Brain micro-inflammation at specific vessels dysregulates organ-homeostasis via the activation of a new neural circuit. *eLife*, 6:e25517.

Asch, S. E. (1956). Studies of independence and conformity: I. A minority of one against a unanimous majority. *Psychological Monographs: General and Applied*, 70(9), 1–70.

Atchley, R. A., Strayer, D. L., & Atchley, P. (2012). Creativity in the Wild: Improving Creative Reasoning through Immersion in Natural Settings. *PLoS ONE*, 7(12): e51474.

Bandura, A. (1977). Self-efficacy: Toward a unifying theory of behavioral change. *Psychological Review*, 84(2), 191–215.

Baumeister, R. F., Bratslavsky, E., Muraven, M., & Tice, D. M. (1998). Ego depletion: is the active self a limited resource? *Journal of Personality and Social Psychology*, 74(5), 1252–1265.

Baumeister, R. F. (2003). "The Psychology of Irrationality: Why People Make Foolish, Self-Defeating Choices", in Brocas, I., & Carrillo, J. D. (eds.), *The Psychology of Economic Decisions: Rationality And Well-being*, 1–15. Oxford; Oxford University Press.

Blechert, J., Sheppes, G., Di Tella, C., Williams, H., & Gross, J. J. (2012). See what you think: Reappraisal modulates behavioral and neural responses to social stimuli. *Psychological Science*, 23(4), 346–353.

Borkovec, T. D., Hazlett-Stevens, H., & Diaz, M. L. (1999). The role of positive beliefs about worry in generalized anxiety disorder and its treatment. *Clinical Psychology & Psychotherapy*, 6(2), 126–138.

Brooks, A. W. (2013). Get Excited: Reappraising Pre-Performance Anxiety as Excitement. *Journal of Experi-*

mental Psychology: General, 143 (3), 1144–1158.

Burke, S. M., Carron, A. V., & Shapcott, K. M. (2008). Cohesion in exercise groups: An overview. *International Review of Sport and Exercise Psychology,* 1(2), 107–123.

Carney, D. R., Cuddy, A. J., & Yap, A. J. (2010). Power posing: Brief nonverbal displays affect neuroendocrine levels and risk tolerance. *Psychological Science,* 21(10), 1363–1368.

Clond, M. (2016). Emotional Freedom Techniques for Anxiety: A Systematic Review With Meta-analysis. *The Journal of Nervous and Mental Disease,* 204 (5), 388–395.

Cohen, S., Janicki-Deverts, D., Turner, R. B., & Doyle, W. J. (2015). Does hugging provide stress-buffering social support? A study of susceptibility to upper respiratory infection and illness. *Psychological Science,* 26(2), 135–147.

Danziger, S., Levav, J., & Avnaim-Pesso, L. (2011). Extraneous factors in judicial decisions. *Proceedings of the National Academy of Sciences of the United States of America,* 108(17), 6889–6892.

Dijksterhuis, A., Bos, M. W., Nordgren, L. F., & Van Baaren, R. B. (2006). On making the right choice: the deliberation-without-attention effect. *Science,* 311(5763), 1005–1007.

Dijksterhuis, A., Bos, M. W., Van Der Leij, A., & Van Baaren, R. B. (2009). Predicting Soccer Matches After Unconscious and Conscious Thought as a Function of Expertise. *Psychological Science,* 20(11), 1381–1387.

Eriksson, C., Hilding, A., Pyko, A., Bluhm, G., Pershagen, G., & Östenson, C. G. (2014). Long-term aircraft noise exposure and body mass index, waist circumference, and type 2 diabetes: A prospective study. *Environmental Health Perspectives,* 122(7), 687–694.

Fancourt, D., Aufegger, L., & Williamon, A. (2015). Low-stress and high-stress singing have contrasting effects on glucocorticoid response. *Frontiers in Psychology,* 6(1242), 1–5.

Gale, C. R., Čukić, I., Batty, G.D., McIntosh, A. M., Weiss, A., & Deary, I. J. (2017). When Is Higher Neuroticism Protective Against Death? Findings From UK Biobank. *Psychological Science,* 28(9), 1345–1357.

Heller, A. S., Shi, T. C., Ezie, C. E. C., Reneau, T. R., Baez, L. M., Gibbons, C. J., & Hartley, C. A. (2020). Association between real-world experiential diversity and positive affect relates to hippocampal-striatal functional connectivity. *Nature Neuroscience,* 23(7), 800–804.

Helton, W. S., & Russell, P. N. (2015). Rest is best: The role of rest and task interruptions on vigilance. *Cognition,* 134, 165–173.

Hughes, J., & Scholer, A. A. (2017). When wanting the best goes right or wrong: Distinguishing between adaptive and maladaptive maximization. *Personality and Social Psychology Bulletin,* 43(4), 570–583.

Hunter, M. R., Gillespie, B. W., & Chen, S. Y-P. (2019). Urban Nature Experiences Reduce Stress in the Context of Daily Life Based on Salivary Biomarkers. *Frontiers in Psychology,* 10:722. doi:10.3389/fpsyg.2019.

00722.

Inzlicht, M., & Schmeichel, B. J. (2012). What Is Ego Depletion? Toward a Mechanistic Revision of the Resource Model of Self-Control. *Perspectives on Psychological Science*, 7(5), 450–463.

Iyengar, S. (2010). *The Art of Choosing*. London; Little, Brown.

Kahneman, D., & Tversky, A. (1979). Prospect Theory: An Analysis of Decision under Risk. *Econometrica*, 47(2), 263–291.

Keeler, J. R., Roth, E. A., Neuser, B. L., Spitsbergen, J. M., Waters, D. J. M., & Vianney, J. M. (2015). The neurochemistry and social flow of singing: bonding and oxytocin. *Frontiers in Human Neuroscience*, 9:518. doi: 10.3389/fnhum.2015.00518.

Killingsworth, M. A., & Gilbert, D. T. (2010). A wandering mind is an unhappy mind. *Science*, 330(6006), 932.

Kim, S., Park, Y., & Niu, Q. (2017). Micro-break activities at work to recover from daily work demands. *Journal of Organizational Behavior*, 38(1), 28–44.

Klein, K., & Boals, A. (2001). Expressive Writing Can Increase Working Memory Capacity. *Journal of Experimental Psychology: General*, 130(3), 520–533.

Laloux, F. (2014). *Reinventing organizations: A guide to creating organizations inspired by the next stage of human consciousness*. Brussels; Nelson Parker.

Levav, J., Heitmann, M., Herrmann, A., & Iyengar, S. (2010). Order in product customization decisions: Evidence from field experiments. *Journal of Political Economy*, 118(2), 274–299.

Levitt, S. D. (2016). Heads or Tails: The Impact of a Coin Toss on Major Life Decisions and Subsequent Happiness. *NBER*, Working Paper, No. 22487.

Matthews, G. (2015). The Effectiveness of Four Coaching Techniques in Enhancing Goal Achievement: Writing Goals, Formulating Action Steps, Making a Commitment, and Accountability. A study presented at the Ninth Annual International Conference of the Psychology Research Unit of Athens Institute for Education and Research (ATINER), Athens, Greece.

Mead, N., & Levav, J. (2016). A change is as good as a rest: Changing contexts restores self-control. *ACR North American Advances*, NA-44, 139–144.

Mehr, K. S., Geiser, A. E., Milkman, K. L., & Duckworth, A. L. (2020). Copy-Paste Prompts: A New Nudge to Promote Goal Achievement. *Journal of the Association for Consumer Research*, 5(3). doi:10.1086/708880.

Mehta, R., Zhu, R. J., & Cheema, A. (2012). Is noise always bad? Exploring the effects of ambient noise on creative cognition. *Journal of Consumer Research*, 39(4), 784–799.

Milgram, S. (1970). The experience of living in cities. *Science*, 167(3924), 1461–1468.

Miller, G. A. (1956). The magical number seven, plus or minus two: Some limits on our capacity for processing information. *Psychological Review*, 63 (2), 81–97.

Ophir, E., Nass, C., & Wagner, A. D. (2009). Cognitive control in media multitaskers. *Proceedings of the National Academy of Sciences of the United States of America*, 106(37), 15583–15587.

Peper, E., & Lin, I. (2012). Increase or Decrease Depression: How Body Postures Influence Your Energy Level. *Biofeedback*, 40 (3), 125–130.

Raichle, M. E., MacLeod, A. M., Snyder, A. Z., Powers, W. J., Gusnard, D. A., & Shulman, G. L. (2001). A default mode of brain function. *Proceedings of the National Academy of Sciences of the United States of America*, 98(2), 676–682.

Ramirez, G., & Beilock, S. L. (2011). Writing about Testing Worries Boosts Exam Performance in the Classroom. *Science*, 331(6014), 211–213.

Rhee, H., & Kim, S. (2016). Effects of breaks on regaining vitality at work: An empirical comparison of 'conventional' and 'smart phone' breaks. *Computers in Human Behavior*, 57, 160–167.

Riskind, J. H., & Gotay, C. C. (1982). Physical posture: Could it have regulatory or feedback effects on motivation and emotion? *Motivation and Emotion*, 6(3), 273–298.

Rozental, A., & Carlbring, P. (2013). Internet-Based Cognitive Behavior Therapy for Procrastination: Study Protocol for a Randomized Controlled Trial. *JMIR Research Protocols*, 2(2): e46.

Rozental, A., & Carlbring, P. (2014). Understanding and treating procrastination: A review of a common self-regulatory failure. *Psychology*, 5(13), 1488–1502.

Sahakian, B., & LaBuzetta, J.N. (2013). *Bad Moves: How Decision Making Goes Wrong, and the Ethics of Smart Drugs*. Oxford; Oxford University Press.

Schwartz, B., Ward, A., Monterosso, J., Lyubomirsky, S., White, K., & Lehman, D. R. (2002). Maximizing versus satisficing: Happiness is a matter of choice. *Journal of Personality and Social Psychology*, 83(5), 1178–1197.

Shafir, T., Taylor, S. F., Atkinson, A. P., Langenecker, S. A., & Zubieta, J. K. (2013). Emotion regulation through execution, observation, and imagery of emotional movements. *Brain and Cognition*, 82(2), 219–227.

Song, C., Ikei, H., Nara, M., Takayama, D., & Miyazaki, Y. (2018). Physiological effects of viewing bonsai in elderly patients undergoing rehabilitation. *International Journal of Environmental Research and Public Health*, 15(12), 2635.

Sumioka, H., Nakae, A., Kanai, R., & Ishiguro, H. (2013). Huggable communication medium decreases cortisol levels. *Scientific Reports*, 3, 3034. doi:10.1038/srep03034.

Szabó, M., & Lovibond, P. F. (2006). Worry episodes and perceived problem solving: A diary-based approach. *Anxiety, Stress, & Coping*, 19(2), 175–187.

Uncapher, M.R., & Wagner, A.D. (2018). Minds and brains of media multitaskers: Current findings and future directions. *Proceedings of the National Academy of Sciences of the United States of America,* 115 (40), 9889–9896.

Wan, X., Nakatani, H., Ueno, K., Asamizuya, T., Cheng, K., & Tanaka, K. (2011). The neural basis of intuitive best next-move generation in board game experts. *Science,* 331(6015), 341–346.

Wan, X., Takano, D., Asamizuya, T., Suzuki, C., Ueno, K., Cheng, K., Ito, T., & Tanaka, K. (2012). Developing intuition: Neural correlates of cognitive-skill learning in caudate nucleus. *Journal of Neuroscience,* 32(48), 17492–17501.

Weil, R., Klebanov, S., Kovács, B., & McClelland, A. (2014). Effects of simple distraction tasks on self-induced food cravings in men and women with grade 3 obesity. Poster presentation given at Obesity Week Conference, 2014.

川上浩司，平岡敏洋，小北麻記子，半田久志，谷口忠大，塩瀬隆之，岡田美智男，泉朋子，仲谷善雄，西本一志，須藤秀紹，白川智弘．(2017)．『不便益 手間をかけるシステムのデザイン』．近代科学社.

村田明日香．(2005)．「エラー処理に関わる動機付け的要因の検討」．事象関連電位をどう使うか—若手研究者からの提言 (2)，日本心理学会第 69 回大会ワークショップ 91 (慶應義塾大学).

池谷裕二．(2013)．『脳には妙なクセがある』．扶桑社新書.

渡部成江，森谷絜，阿岸祐幸，橋本恵子．(2003)．「天然温泉浴のストレス軽減効果と休養効果に関する実証研究」．日本健康開発財団研究年報，24，1–7.

矢野理香，石本政恵，品地智子，飯野智恵子．(2009)．「脳血管障害患者における手浴—7 事例の検討を通して—」．日本看護技術学会誌，8(3)，101–108.

西村和雄，八木匡．(2018)．「幸福感と自己決定—日本における実証研究」．独立行政法人経済産業研究所 Discussion Paper Series, 18–J–026.